心電図 教えてノート

改訂2版

—チームでモニター事故を予防する！—

監修

さいたま市民医療センター 副院長
自治医科大学医学部 学外教授　石田　岳史

著

さいたま市民医療センター 看護部師長補佐　冨田　晴樹
さいたま市民医療センター 臨床工学科科長　富永あや子

中外医学社

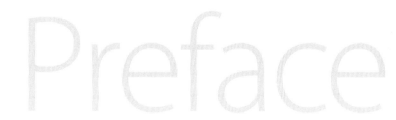

監修にあたって

　「警報対応ミス、患者死亡」、「心電図警報音放置、患者死亡」、このような新聞見出し、皆さんも一度は目にされたことがあると思います。モニターアラームのアクシデントはどの医療機関においても問題になっているのではないでしょうか。

　心電図モニターが設置されているスタッフステーションを想像してみてください。朝夕は多数の医師と看護師でスタッフステーションは騒々しく、アラーム音が聞き取りづらくなっています。それ以外の時間帯はいかがですか？　医師は外来、検査や手術などに追い立てられ、なかなか病棟にいる時間がありません。その結果、心電図モニター管理は看護師に押しつけられ、対応ミスも看護師の責任とされているのが実態です。さらに一般病床のICU化と高齢化により、看護師は見守り、食事介助、排泄介助などでベッドサイドにつきっきりになり、スタッフステーションにいる時間は少なくなってしまいました。アラームが鳴っていても鳴りっぱなし、患者が検査や徘徊で病棟外へ出て行っても気付かずにモニターには電波障害波形が漫然と表示されている現実があります。

　さて、そんな病棟で心電図モニターを有効に活用できているでしょうか。我々はこの危険な現状を打開するため、臨床工学技士、看護師がリーダーシップをとり、先行事例を参考にMACT (monitor alarm control team) を結成しました。モニター管理のマニュアル（装着基準、中止基準、アラーム設定など）を院内で統一し、モニター回診も始めました。ハード面ではマルチスレーブモニターを設置し、病棟の廊下にいればどこからでもモニター波形を確認できる環境を構築しました。さらにこの本のタイトルでもある「心電図教えてノート」を作成しました。看護師が判断に困った心電図波形を所定の用紙に添付すると、エキスパートナースがそれに回答し病院全体で情報を共有するためのツールです。その甲斐あって、我々は安全なモニター管理システムを手に入れました。是非、皆さんの病院でも我々のノウハウを参考にMACT活動を始めていただきたいと思います。

　この著書を通じて、モニター事故がゼロになることを願っています。

2015年2月

さいたま市民医療センター内科診療部長
自治医科大学医学部学外教授

石田岳史

改訂2版刊行にあたって

　本書の初版が発行されてから、早くも5年が経過しました。臨床現場で働くスタッフの目線で心電図の本を作りたい、という思いで作った「心電図教えてノート」が、多くの皆様の手元に届いたことを大変嬉しく思っております。

　5年前、本書を通じてモニター事故がゼロになることを願いながら初版を刊行しましたが、その後も残念ながら新たな事故報道がありました。

　改訂2版では、当院での活動を元に「MACT活動」の部分を中心にブラッシュアップし、さらにメディカルスタッフが普段疑問に思うことを「CLINICAL QUESTION」としてまとめ、これを12例ほど付け加えました。すでにMACT活動に取り組んでいる施設、これから取り組もうとしている施設において、お役に立てる内容となっております。もちろん、モニター波形の参考書としても、これまで以上にご活用いただけるよう細かな改訂を加えて、より洗練された内容としました。

　本書が、心電図への理解を深め、安全な心電図モニター管理の一助になることを願っています。

2020年2月

さいたま市民医療センター
看護部師長補佐
冨田晴樹
臨床工学科科長
富永あや子

はじめに

　「心電図」、「不整脈」。この単語にアレルギー反応を示す方は少なくないと思います。看護師をはじめ、多くのメディカルスタッフはできることなら避けて通りたいと思っているのではないでしょうか。意外と多くのスタッフが、スタッフステーションでなり続ける心電図モニターのアラームに対して、見て見ぬふりをしているのではないでしょうか。

　心電図モニターは手軽に使用できる極めて便利な医療機器であり、どの病院でも使用されているものです。しかし、波形の意味を理解せずに、不適切な方法で使用されている場面がとても多いようです。その原因は何なのでしょうか。そこには心電図そのものに対する苦手意識と、心電図モニター管理の統一ルールがないことが関与していると思います。私達も心電図アレルギー克服に苦労しました。いや、現在もアレルギーと戦っています。それゆえにわからない人の"つぼ"を共感できると考えています。私達も臨床現場で働く看護師、臨床工学技士でありますので、「どうすれば心電図の苦手意識を取り除けるのか？」「どうすれば有効な心電図モニター管理ができるのか？」をみなさんの目線でアドバイスできると考えております。

　この「心電図教えてノート」は、看護師がわからなかった波形を所定の用紙に貼り、それに対して回答するという運用をしているノートを元にしています。使用されている波形は、実際に当院の「心電図教えてノート」に質問があったものです。波形の解説は筆者自身が心電図波形を理解するのに苦労していた時のことをイメージして、「どういう説明なら理解しやすいだろう。」ということを考えて回答したものになっています。また、安全な心電図モニター管理を院内で統一するためにはどのようなアプローチをすることが有効であるのかを、当院での MACT 活動で得られた多くの情報をもとに紹介しています。心電図モニター管理に苦労している看護師や臨床工学技士、そのほかのメディカルスタッフにとって大いに参考になるものであると思います。

　本書が「心電図」「不整脈」に対する苦手意識を払拭し、安全な心電図モニター管理ができるきっかけになることを願っています。

2015 年 2 月

さいたま市民医療センター
看護部主任
冨田晴樹
臨床工学科科長補佐
富永あや子

Contents

心電図教えてノート **もくじ**

1 総論

2 MACT
（モニターアラーム
コントロールチーム）

診断3

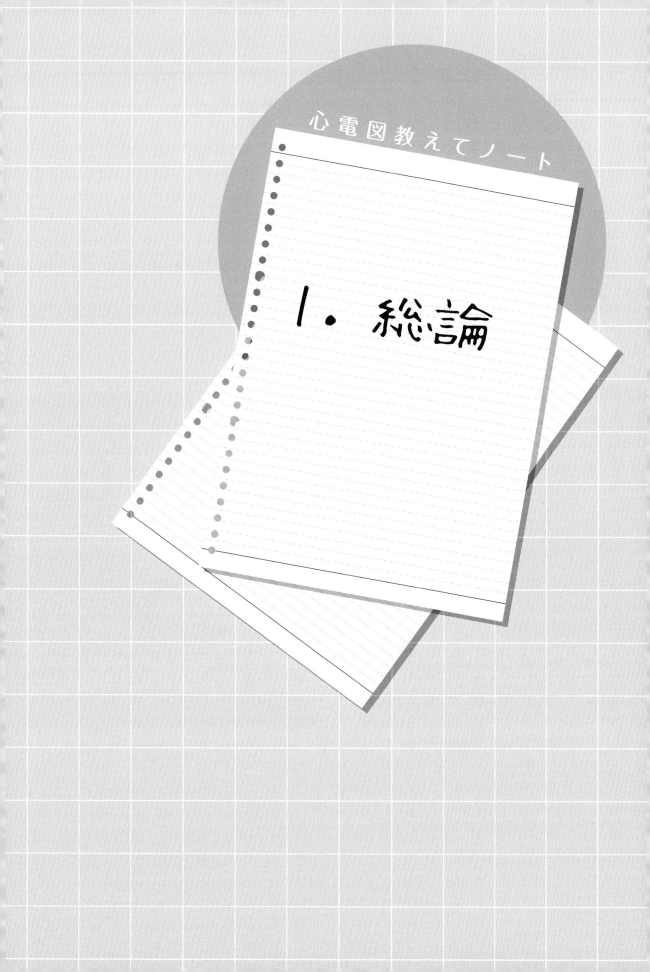

心電図教えてノート

1. 総論

1 心電図モニターにできること

心拍数がわかる

心電図モニターを使用する最大の目的は心拍数の把握です。心電図モニターは、QRS波とQRS波の間隔から心拍数を計算して表示します。

心拍数を表示はしますが、この表示を完全に信じることは危険です。あくまでプログラムされた範囲の中でコンピューターが判断した心拍数なので、プログラムの中で判断できないような波形の場合は正しい心拍数の表示ができないこともあります。

明らかに表示されている心拍数が異常である場合は、スタッフの目でしっかりと波形を確認して正しい心拍数を把握する必要があります。

ある程度の不整脈がわかる

患者の心臓の中の刺激伝導情報を波形として表示するので、不整脈の判断ツールとしてはある程度の力を発揮します。しかし、心電図モニターの情報で常に確実な情報が得られるかというとそうとはいえません。そもそも、一般的に使用されている心電図モニターの3点誘導法は、12誘導心電図のII誘導に近い波形が表示されています。II誘導は12誘導の中でも、刺激伝導系の軸にそった誘導です 図1-1 。最も標準的な波形であり、P波、QRS波、T波の判断には適しているとされているので3点誘導法ではII誘導に近い波形を基本波形として選択するのが一般的です。そうはいっても、II誘導は12誘導のうちの1つでしかないので、情報量としては不十分です。よって、II誘導に近い波形とされる3点誘導のモニター誘導で不整脈判別が確実にできない場合は、必ず12誘導心電図で正確な情報を得る必要があります。

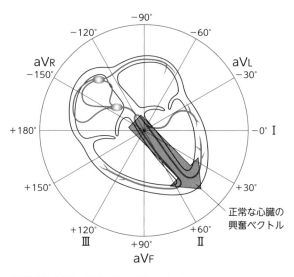

図1-1 心臓の電気軸と興奮ベクトル

簡単に長時間使用できる

心電図モニターの使用意義として、電極を3カ所に貼ればすぐに波形情報が画像として得られるという簡便性があります。12誘導心電図では患者は基本的に臥床安静を保ちますが、心電図モニターは患者が装着したままで入院生活を送ることが可能です。不整脈の発生しやすい時間帯と活動をある程度知ることができます。

不整脈や心拍数はその時々で変化します。12誘導心電図は数秒間の心電図情報を12の波形として表示できますが、長時間の装着は不可能です。一方で、どのタイミングでどういった状況で発生するのかがわからない不整脈をキャッチするためには長時間のモニタリングが必須です。こ

JCOPY 498-07681

れは 12 誘導心電図にとっては苦手分野です。そこで、長時間のモニタリングのためには心電図モニターが必要不可欠になるのです。

SpO$_2$ や動脈圧、中心静脈圧などの長時間モニタリングが可能なものもある

　心電図モニターにはポケットサイズのテレメーター送信機、ベッドサイドに設置するベッドサイドモニター、ナースステーションで全てのモニター情報を監視するセントラルモニターがあります。ポケットサイズのテレメーター送信機ではあまり多くの情報を得ることはできません。基本的には 1 つの心電図波形画像と心拍数の表記だけになります。ものによっては SpO$_2$ の持続的測定が可能なものもあります。

　一方で、ベッドサイドタイプのものは多くの情報を得ることができます。SpO$_2$ 測定はもちろんのこと、非観血的血圧、観血的動脈圧、中心静脈圧、PAWP など、様々な情報を得ることが可能です。集中治療管理をしている患者にはベッドサイドタイプの心電図モニターを装着します。

呼吸回数はあてにならない

　ベッドサイドモニターでは呼吸回数や呼吸の波形を表示可能ですが、これは電極間の電気抵抗変化から呼吸回数を測定しています。患者のわずかな体動を感知してしまうことで、実際の呼吸回数とはまったく異なる数値を表示をすることも少なくありません。呼吸回数はほかのバイタルサインよりも患者の変化をダイレクトに反映する重要な観察項目です。ほかのバイタルサインが正常であっても、呼吸回数が明らかに変化している場合は状態悪化のサインかもしれません。呼吸数の確認は実際に測定をし、正確な値を記入するようにしましょう。

Section

2 心電図モニターの基本波形

　心電図波形は、 図1-2 のように P 波、それに続く QRS 波、さらにそれに続く T 波を 1 セットにしたものが基本波形です。

　P 波は心房の興奮を表します。1 つの山に見えますが、右心房の興奮の山と、それに続く左心房の興奮の山が出現します。正常の波形ではこの 2 つの山が 1 つの山になって現れますが、左心房に負荷がかかっている状態などでは P 波が 2 相性になって現れることもあります。

　QRS 波は心室の興奮を表します。通常の心室興奮では左室と右室が同時に興奮するので QRS 時間は 0.06 ～ 0.10 秒ですが、刺激伝導系の異常で左室と右室の

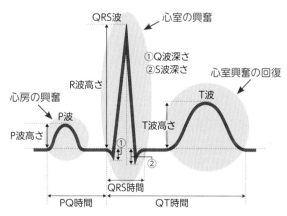

図1-2 心電図モニターの基本波形

興奮にずれが生じると 0.10 秒以上の幅広の QRS 波（wide QRS 波）になります。

　T 波は心室の興奮からの回復を表す波形です。Q 波から T 波の終わりまでの時間を QT 時間といいますが、心臓の収縮力の低下や、薬剤などの影響で QT 時間が延長することがあります。QT 時間の延長は致死的不整脈の原因になることもあるので、注意が必要です 表1-1 。

表1-1 心電図の基準値

	幅（秒）
P波	0.08 ～ 0.10
PQ時間	0.12 ～ 0.20
QRS時間	0.06 ～ 0.10
QT時間	$0.36 \leqq QTc \leqq 0.44$

※QTc：QT 時間は心拍数によって影響を受けるため、通常心拍数に補正した値が使用されます。QTc の算出にはいくつかの計算式が用いられていますが、$QTc = QT/\sqrt{RR}$ で求められる Bazett の補正式が簡便で最も広く用いられています。実際に自分で計算することは可能ですがある程度の知識を有しますので、12 誘導心電図をとって、そこに記載されている値を参考にするとよいでしょう。

総
論

Section 3　心拍数の数え方

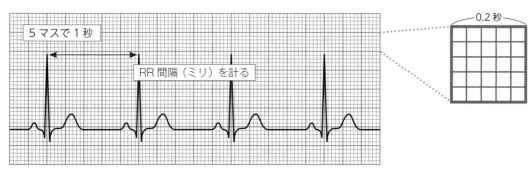

図1-3 心電図のマス目と心拍数の関係

　心電図には、 図1-3 にあるように必ずマス目がついています。マス目も小さいマスと、それが集まってできた太線の大きいマスがあります。

　心電図では、特に大きいマスの方が重要です。このマス目は心拍数を把握する際に必要です。

　小さなマス目は 0.04 秒ですから、これが 5 つ集まってできた大きいマス目は 0.2 秒です。よって、**大きいマス目が 5 つで 1 秒**です。このマス目を使うと簡単に心拍数を計ることができます。5 マスで 1 秒ということは、5 マスごとに QRS 波が出現するような心電図では心拍数は 60 回 /分ということになります。では、1 マスごとに QRS 波が出るような心電図の心拍数はいくつになるでしょう？　1 マスごとということは、5 マスごとと比べると心拍数が 5 倍速いということです。よって、5 マスごとの心拍数 60 回 / 分 × 5 で心拍数は 300 回 / 分です。

　この「**5 マスで 1 秒**」ということと、「**1 マスごとに心拍が見られれば心拍数は 300 回 / 分**」の 2 点は約束事として暗記しましょう。

JCOPY 498-07681

では、2マスごとに心拍が見られるような場合には心拍数は何回でしょう？　1マスごとの心拍数が300回/分でしたので、2マスごとは、300回/分÷2で心拍数150回/分です。同様の計算で3マスごとにQRS波が見られる場合は300回/分÷3で100回/分。4マスごとなら300回/分÷4で75回/分というように簡単に心拍数を求めることができるのです。

　この方法で心拍数の計算ができるのはQRS波とQRS波の間隔（RR間隔）に不整がない場合に限ります。

4　刺激伝導系

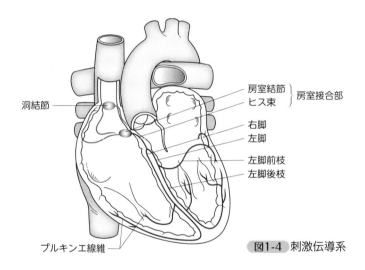

図1-4　刺激伝導系

洞結節

房室結節
ヒス束　}房室接合部

右脚
左脚

左脚前枝
左脚後枝

プルキンエ線維

　心臓は刺激伝導系という特殊な機能によって拍動を続けています 図1-4 。刺激伝導系はどこからの指示を受けるでもなく、自らの自動能によって刺激を出し続けています。心筋は刺激があるとそれに反応して収縮しますので、刺激伝導系から出た刺激を受けて拍動し続けているのです。この刺激伝導系はいくつかの部位から成り立っています。それぞれの部位には優劣があり、自分よりも優位に立っている部位の刺激には必ず従うという特性があります。しかし、もしも自分よりも優位に立っている部位からの刺激が途絶えた場合は、自らの自動能により動き出すという特性をもっています。それぞれの自動能のリズムは、下位にいくほどゆっくりになります。

　刺激伝導系の最もトップに立っているのが洞結節です。以下、房室結節、ヒス束、右脚・左脚、プルキンエ線維とつながっていきます。トップである洞結節は自動能により常に60〜90回/分の刺激を出し続けます。全ての刺激は房室結節以下の刺激伝導系に伝わっていくので、心房収縮→心室収縮という流れで心臓が拍動するわけです。

　この一連の流れに異常が生じると不整脈になります 表1-2 。

　刺激伝導系は看護師の業務に例えることができます。

　洞結節は病棟でいうならば師長に当たります。師長からの指示は主任に当たる房室結節に伝えられます。主任はその指示を、ヒス束を通して各チームリーダーである右脚と左脚に伝えていき

表1-2 刺激伝導系の特徴

洞結節→房室結節→ヒス束→右脚・左脚→プルキンエ線維と刺激が進んでいく。
心房と心室を刺激が通れる道は房室結節→ヒス束の一方通行のみ。
刺激は右室と左室を行き来する。
刺激伝導系には自動能がある。
刺激伝導系は自分より優位の刺激に従い、その間自動能は働かない。
房室結節はブレーキの役割をする。

ます。各チームリーダーはそれぞれのチームスタッフであるプルキンエ線維に伝達していきます。各チームスタッフの働きがプルキンエ線維まで伝わった刺激による心室の収縮に当たるわけです。

　もし、師長が突然不在になった場合は病棟を機能させるために主任にあたる房室結節が指示を出しますが、師長ほどの能力はありません。そのため、出せる指示はゆっくりになってしまうのです。

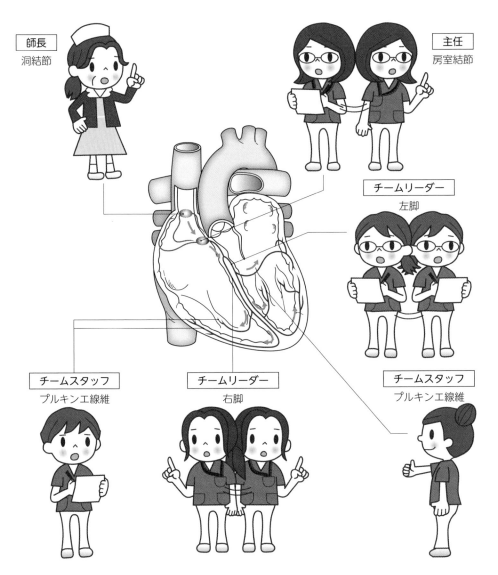

トレンドグラフの活用

　心電図モニターにはトレンドグラフと呼ばれるものがあります。これは、その患者の心拍数を時系列に表示したグラフです。不整脈によってはこのトレンドグラフに特徴的な形が見られるものがあり、不整脈かを判断する材料として活用することができることもあります。

　図1-5 は洞調律のトレンドグラフです。トレンドグラフは、横軸が時間で縦軸が心拍数です。その時々の心拍数を点で表示したものですが、心電図モニターは持続的に心拍数を測定しているので、無数の点をつなぐことでこのように線のグラフとして表示されます。洞調律では安静時や睡眠時の心拍はゆっくりになり、覚醒して食事やその他の活動にあわせて心拍が速くなっているのがこのトレンドグラフを見るとわかります。洞調律のトレンドグラフは活動にあわせた心拍数の変化が、このようにきれいな線で現れるのが特徴です。これがトレンドグラフの基本の形なので覚えておきましょう。

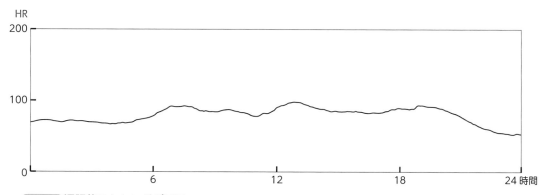

図1-5 洞調律のトレンドグラフ

　次に覚えておきたいのが、心房細動のトレンドグラフです。心房細動は絶対不整脈とも呼ばれ、1拍ごとに QRS 波の間隔（RR 間隔）が変化するのが特徴です（心房細動の項 [☞ p.63] 参照）。そのため、常に心拍数が変化します。その時々の心拍数を点で表した場合に、次の瞬間には心拍数が変わっているので点と点を時系列に結ぶと洞調律のようなきれいな線ではなく、図1-6 の

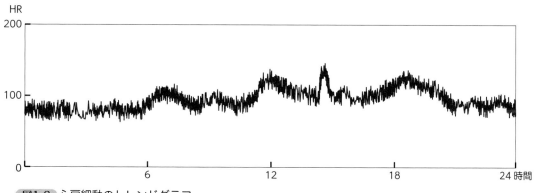

図1-6 心房細動のトレンドグラフ

ようにノイズの入ったようなギザギザのグラフになります。

　発作性心房細動でも特徴的なトレンドグラフを見ることができます。通常、発作性心房細動になると心拍数が突然上昇します。さらに、心房細動なので、心拍数がばらつきます。トレンドグラフを見てみると 図1-7 のようになり、いつ心房細動が起こっていたのかが一目瞭然です。

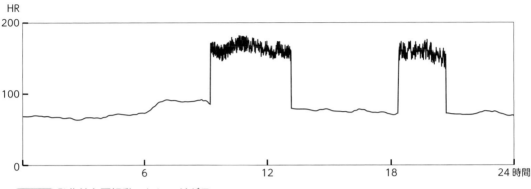

図1-7　発作性心房細動のトレンドグラフ

　その他、心房粗動でも特徴的なトレンドグラフになります 図1-8 。心房粗動は粗動波4回に1回 QRS 波が出る4：1心房粗動や2回に1回の2：1心房粗動になりやすいのが特徴です（心房粗動の項〔☞ p.66〕参照）。RR 間隔は極めて規則的になります。トレンドグラフを見てみると定規で引いたような直線のグラフになります。図では途中で2：1の心房粗動から4：1の心房粗動になったために、心拍数がきれいに半分になっています。このような心房粗動はトレンドグラフを見るとすぐにわかります。

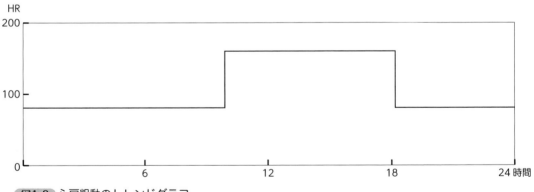

図1-8　心房粗動のトレンドグラフ

　このように、トレンドグラフの特徴を知っておくと、不整脈の判読をする際にとても役に立つ情報を得ることができます。

2. MACT

Monitor
Alarm
Control
Team
モニターアラームコントロールチーム

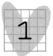

Section 1 病院で取り組む心電図モニター管理の現状

　心電図モニターは、患者の生命に関わる生体情報をモニタリングする重要な機器です。近年一般病棟での重症度が上昇し、心電図モニターが頻用されるようになりました。しかし、手軽に使える機器であるため必要な知識をもたずに使用していることが散見されます。

　一般病棟で心電図モニターを適切に管理するには、とりわけ適切にアラーム管理を行うにはどのようにしたらよいのか、どの施設も試行錯誤で行っているのが現状です。様々な病態の患者対応をしながら、急変を見逃さない、しかも迅速に判断することを限られた人数で行うことは困難です。

　このような状況下でも、それぞれの施設にあった取り組みを行っている病院があります。現時点では大きく分けると、2通りの方法があります。1つは“モニター番”と呼ばれる心電図モニターだけを見ている看護師を配置し、アラーム発生時にその内容をスタッフに知らせ、患者の状態確認や対処を依頼する方法です。次に心電図モニターの安全管理をチームで支援する方法で、モニターアラームコントロールチームと呼ばれています。どちらの方法もアラームをマネジメントすることを目的としています。

　なぜ今モニターアラームコントロールチームが必要なのか？　病院経営や人員の問題から、限られたスタッフでも対応可能なモニターアラームコントロールチームを選択する施設が徐々にではありますが増加してきています。しかし、どのように取り組むべきか現実的指針があるわけでもなく、困惑してしまうこともあります。

　このような取り組みを多くの施設で取り入れ定着させるためには、心電図モニターアラーム管理指針の制定、人材の育成、診療報酬の加算、手軽なアラームログ解析機能や偽アラームを減らすためのAIの搭載など心電図モニターの開発が望まれます。

Section 2 モニターアラームコントロールチーム（MACT）による心電図モニター問題への取り組み

　昨今心電図モニターアラーム関連事故報道が続いています。当院も病棟のセントラルモニターからアラーム音が鳴りやまない状態で、もはやアラーム音は環境音となっていました。このような状況ではアラームが鳴ってもスタッフはアラームに対応することができなくなってしまいます。こうした状況は“アラーム疲労”といわれており、当院の病棟スタッフは重度の“アラーム疲労”に陥っていました。この問題に気付いていた一部の看護師や臨床工学技士が孤軍奮闘していましたが、根本的な解決には至らず、アクシデント報告が続きました。

　そこで、2012年4月医療安全委員会でメンバーを召集し、モニターアラームコントロールチーム（MACT）を発足し、院長直下の組織としました。メンバーは 図2-1 のように多職種で構成

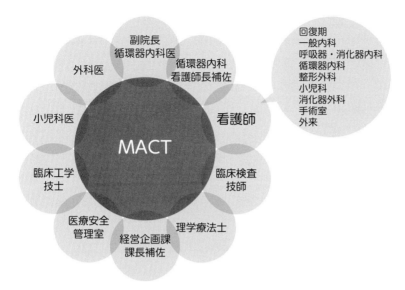

図2-1 MACT メンバー構成

され、組織横断的な活動を行いやすくしています。

　MACT 活動の内容は、①週1回のラウンド、②各病棟で毎日行う看護師によるモニターカンファレンスの実施、③心電図モニター管理マニュアルの作成と運用、④心電図モニター装着基準、離脱基準の作成と運用、⑤パルスオキシメータモニタリングマニュアルの作成と運用、⑥心電図モニターの知識向上のための研修会実施、⑦中途採用者へのオリエンテーション、⑧心電図教えてノートの作成と活用、⑨ MACT newsletter の発行、⑩心電図モニター関連インシデント・アクシデント事例の分析、⑪マルチスレーブモニターシステムの導入、⑫ MACT コールの運用などになります。

①週1回のラウンド（MACT 医師参加型）

　MACT メンバーは、MACT 医師、MACT 副委員長（主任看護師）、リンクスタッフ（交代制）で構成され、毎週1～2病棟をラウンドします。ラウンドの最大の目的は、必要な患者に心電図モニターが装着され、不必要な患者に心電図モニターが装着されていないことを確認することです。入院時に"とりあえず装着した心電図モニター"が退院日まで装着されているということはありませんか？　心電図モニター装着が必要な病態なら退院はできないでしょう。逆に、退院が可能な病態であれば心電図モニター装着は不要なはずです。そうした無駄な装着を減少させることはアラームの無駄鳴りを減少させる最初の一歩となります。

　ラウンドでは病棟のリーダー看護師が、MACT メンバーに対し、心電図モニター装着患者について、病態と心電図モニター装着理由をプレゼンテーションし、その場でディスカッションします。また MACT 医師へのコンサルテーションもこの場で行います。以前は患者に合った誘導法の選択についても、MACT ラウンドで助言を行っていましたが、現在は病棟看護師で対応できるようになったため、ラウンド時に電極位置の確認は行わず、病棟看護師だけでは適切な誘導が選択できない場合のみ、MACT メンバーが対応しています 図2-2 。

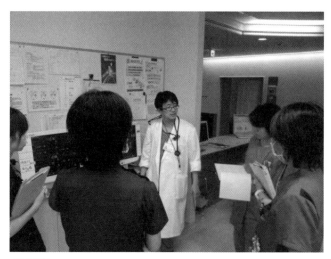

図2-2 MACT ラウンド

②各病棟で毎日行う看護師によるモニターカンファレンスの実施

病棟看護師が、朝の患者申し送り終了後に、心電図モニター装着患者のモニターカンファレンスを行っています。当院ではチームナーシング制をとっており、各チームがセントラルモニター前に集合し、患者の疾患、モニター装着理由、基本の心拍数と現在のアラーム設定、波形の振幅などについて情報共有します。その場でアラーム設定を適切に変更し、モニター装着の理由が明確でない患者がいれば、リーダー看護師が主治医に離脱を促します。また、低振幅の患者がいれば誘導変更を検討します。全てのモニター装着患者の情報をチームで共有します。

モニターカンファレンスの具体的な方法を 表2-1 に示します。

③心電図モニター管理マニュアルの作成と運用

院内で統一した心電図モニター管理ができるようマニュアルを作成し、運用しています。

具体的な内容としては入退床などの操作方法だけでなく、アラーム値の設定について、トレンドグラフの見方、リコールの確認、誘導変更（モニター誘導法の項 [☞ p.28] 参照）などについ

表2-1 モニターカンファレンス

1. 対象患者のモニターに合わせる 　　SpO$_2$センサーを付けている患者は、脈波がしっかりと出ているかチェックする
2. トレンドグラフをチェック 　　前日〜今現在のHR推移を見る＋リズムチェック（どんな波形か？）をチームで共有する
3. リコールチェック 　　どんな理由でリコールが出ているか確認する
4. 低振幅波形の患者がいたら12誘導心電図を見て適切な誘導を選択 　　誘導変更後の波形も必ずチェックする
5. ベッドサイドモニターを使用している患者はSpO$_2$センサーと血圧測定を同側手にしていないか受け持ちが確認 　　SpO$_2$センサーでうまく波形が出ていない、または感知ができていない人は必ず貼りなおす（第2, 3, 4指）

て記載しています。また、コスト意識を向上させるため、心電図モニターに関連する機器の正式名称と価格を示したものもマニュアルに加筆してあります。その他にも患者急変時の生体情報保存の方法やテクニカルアラームへの対処方法などもマニュアルにしています。

④心電図モニター装着基準、離脱基準の作成と運用

　内科系、外科系それぞれの心電図モニター装着基準 表2-2 、離脱基準 表2-3 を作成し、基準に沿って装着、離脱の運用をしています。明確な理由なしに、離脱基準を満たしている患者がモニター装着を継続することは原則禁止としており、医師にもそのことは理解してもらっています。この基準ができる前は、入院時にとりあえず装着した心電図モニターが退院までそのままということが多かったのですが、導入後は、看護師もモニター装着の理由を考えるようになり、離脱基準を満たしている患者のモニター離脱を主治医に確認しやすくなりました。

⑤パルスオキシメータモニタリングマニュアルの作成と運用

　先行研究において、SpO_2 アラームの約70%が偽アラームであるという報告があり（Siebig S, et al. Intensive care unit alarms--how many do we need? Crit Care Med. 2010; 38: 451-6)、当院では SpO_2 の持続測定についてのマニュアルを作成しています。呼吸器疾患患者や循環器疾患患者が入院すると、ついパルスオキシメータを装着してしまいがちです。しかし当院

表2-2 心電図モニター装着基準（内科系）

【消化器内視鏡関係】

検査・処置	基準
内視鏡的処置	主治医の判断により、最長翌日まで装着
鎮静薬使用内視鏡検査	投薬後1時間未満はモニター装着 1時間経過後も覚醒していなければモニター装着

【気管支鏡関係】

検査・処置	基準
内視鏡的処置	主治医の判断により、最長翌日まで装着
気管支鏡検査	検査後4時間までモニター装着 ただし、主治医からの指示がある場合は指示に従う

【脳外科関係】

病名	基準
心原性塞栓症疑い	心原性塞栓症が疑われる症例においては、発作性心房細動の有無確認のため 1週間モニター装着

【その他】

病名・状態	基準
低カリウム血症	カリウム2.5以下
高カリウム血症	カリウム6.5以上
人工呼吸器装着患者	心電図とSpO_2装着（在宅人工呼吸療法患者、レスパイト入院時も同様）
リツキシマブ投与患者	主治医の判断により、最長眠前まで装着（シバリングを発見するため、NASA誘導禁）

＊心電図モニター中止に関しては、次表に示す通り

表2-3 心電図モニター離脱基準（内科系）

【主治医/担当医への確認が必要】

病名・検査	基準
心筋梗塞	CPXクリアとなった時点 CPXしない場合、500 mクリアとなった時点
心不全	酸素・注射薬がはずれ、病棟内フリーとなった時点
不整脈	内服が固定し、不整脈が安定した時点
内視鏡的処置実施	主治医の判断により、最長翌日で中止

上記基準を満たした時点でMACT医師か病棟看護師から各主治医に心電図モニター中止を要請する
ただし、主治医から心電図モニターを継続する明確な理由・期限を提示された場合は、この限りではない

【主治医/担当医への確認不要】

病名・検査	基準
ペースメーカー新規	植込み術後1週間が経過し、ペースメーカーチェック完了時点
ペースメーカー交換	術後24時間後
合併症なく終了したPCI	翌朝
鎮静薬使用内視鏡検査	投薬1時間後覚醒している場合 投薬1時間後覚醒していなければ、覚醒後SpO$_2$低下しない場合

内視鏡検査のみは、心電図モニター装着不要

では、呼吸困難を明確に訴えることができる患者には、原則としてパルスオキシメータは装着しないことにしています　表2-4 。

CLINICAL QUESTION
① SpO$_2$ アラームが常時鳴っているが、どうしたらよいか？

➡常時 SpO$_2$ のモニタリングが必要なのか、適宜測定でよいのか、担当医と話し合いましょう。

【解説】 SpO$_2$ アラームの約 70%が偽アラームであるとの報告があります（上記）。常時モニタリングが必要ない患者もモニタリングすることが偽アラームを鳴らす原因となるため、当院では本当に必要な患者以外はパルスオキシメータを装着しないこととしています。

⑥心電図モニターの知識向上のための研修会実施

新入職看護師に対しては、新人教育の年間スケジュールに組み込んで研修会を実施しています。心電図モニターの波形についてだけでなく、機器の取り扱いについて研修を行いますが、内容に

表2-4 パルスオキシメータ持続的装着基準

下記条件の患者に対して、ベッドサイドモニターまたはテレメーター送信機にてSpO$_2$を常時モニタリングする
・呼吸状態が悪い、もしくは悪くなる可能性が高い
・術後
・呼吸苦を自己申告できない
・人工呼吸器使用中
・急変時

※上記に当てはまらない場合、患者の意識があり、呼吸苦を訴えることができる場合は、主治医の許可を得てSpO$_2$モニタリングを原則中止とする（例：6検/日のSpO$_2$測定とすること）
※上記以外でも明らかな装着適応があれば、MACT委員会（内線○○）までお知らせください。

❷ MACT（モニターアラームコントロールチーム）

よって妥当な時期を考慮し、年間3回実施しています。当院では卒後3年目になるとリーダー看護師としての業務が加わるため、この年にインシデント事例を元にしたグループワーク研修を年1回実施しています。また在職者に対しては年2回の研修会を開催しています 図2-3 。こちらも波形判読だけではなく、押さえておくべき機器の取り扱いの注意点などについても含んだ内容となっています。

⑦中途採用者へのオリエンテーション

看護師だけでなく、医師、事務職員など全職種の中途採用者に対して、MACT リンクスタッフが毎月1回オリエンテーションを実施します。これにより、院内全てのスタッフに MACT 活動の目的を知ってもらいます。リンクスタッフがオリエンテーションを担当することで、リンクスタッフ自身のスキルアップにもつなげています。

⑧心電図教えてノートの作成と活用

日頃スタッフが疑問に思った波形を集め、回答したものをファイリングしたものです。スタッフのクリニカルラダーレベルに関係なく、誰でも自由に質問してもらいます。これを各部署のリンクスタッフが毎月の委員会で提出し、エキスパートナースが疑問波形に対しての回答を添えて、全部署へ返却後ファイリングします。本書は、このノートを元に編集しました 図2-4 。

⑨MACT newsletter の発行

MACT として看護職員に理解してほしい情報を MACT newsletter として、年4回発行しています 図2-5 。迅速な対応が求められる場合は、臨時号を発行しています。

⑩心電図モニター関連インシデント・アクシデント事例の分析

心電図モニター関連のインシデント・アクシデント事例が起こった場合、MACT が分析し現場にフィードバックします。分析をもとに MACT 委員会の中で対策を検討しますが、必要時は現場と連携して対策を立てていきます。それと同時に、情報共有のため MACT newsletter を

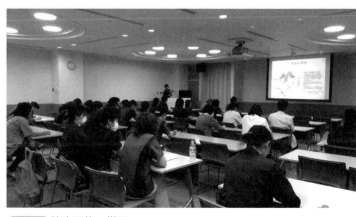

図2-3 院内研修の様子

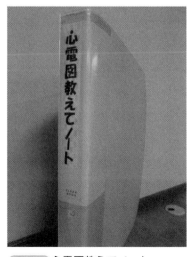

図2-4 心電図教えてノート

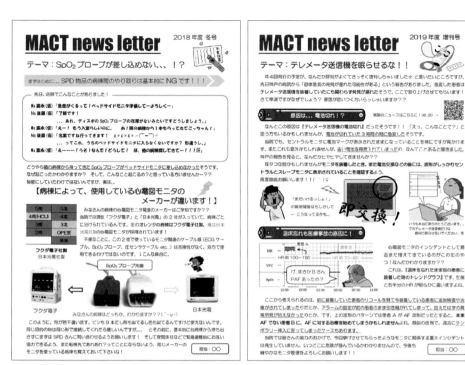

図2-5 MACT newsletter

使って院内全てに発信します。

⑪ マルチスレーブモニターシステムの導入

　病棟内７カ所に設置した液晶ディスプレイにセントラルモニターの画像情報のみを映しています。廊下に出ればどこからでも見えるようにしたことで、普段の波形確認からアラーム対応にまで活かしています 図2-6 。

　マルチスレーブモニターを設置したことで、患者や家族、面会者もセントラルモニターの画像情報を見ることができるようになりました。このため個人情報保護の観点から、セントラルモニター上に、患者名を表示させるのではなく、部屋番号を表示しています。その代わりに患者名は、スタッフステーションのセントラルモニターに取り付けたホワイトボードに表記します 図2-7 。

　部屋番号を表示することには、もう１つ重要な意味があります。セントラルモニターに患者名が表示されていた場合、マルチスレーブモニターで異常波形を発見しても、受け持ち看護師以外にはその患者がどの病室にいるのかがわからないものです。しかし、部屋番号表示であれば、どの部屋の患者が異常波形であるかが一目瞭然です。

　当院ではこの部屋番号表示のおかげで、何度も患者の異常に速やかに対応することができており、現在ではなくてはならないシステムとなり、全ての急性期病棟に設置しています。

　近年、タブレットや携帯デバイスで、セントラルモニターの波形を確認できるようにしているメーカーもあります。それも対策の１つとしては有効かもしれませんが、看護師がケアや介助をしている際に端末をポケットから出したり、置いてある端末を取りに行ったりという行為は大変ですし、落下による破損の危険もあります。また、コスト的にも気楽に導入できないものが多いです。その点、マルチスレーブモニターは、手がふさがっていても廊下に一歩出ればどこからで

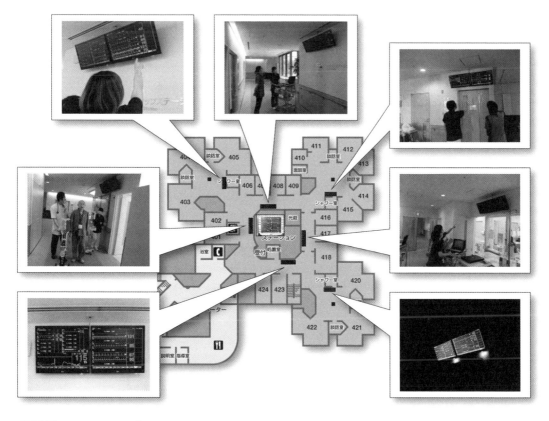

図2-6 マルチスレーブモニターシステム

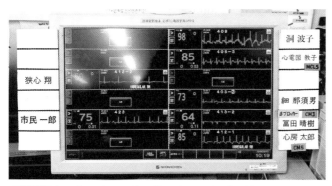

図2-7 セントラルモニター脇のホワイトボード

も確認できますし、落下などによる破損の心配もありません。導入コストは多少かかりますが、ランニングコストは優れています。

⑫ MACT コールの運用

モニターの取り扱いや誘導変更などに関して相談をしたい場合に、いつでも相談可能なMACTコールを導入しました（表2-5）。

表2-5 MACT コール

MACTコール①
機械的な問題に対し、臨床工学科（内線○○・△△）が、現在行っている業務の手を止めて直ちに対応する

MACTコール②
機械的な問題に対し、臨床工学科（内線○○・△△）が、現在行っている業務を終了次第速やかに対応する

MACTコール③
誘導変更や波形に関する相談（アラーム設定を含む）に対し、循環器内科病棟（内線□□・××）が、都合のいい時間に対応する

こういった活動を病院全体で持続的に行い、重度の"アラーム疲労"から離脱していきました。

2 患者から、セントラルモニターのアラーム音がうるさくて眠れないと苦情があったので、アラーム音量を夜間だけ一番小さくしたが、日勤帯に元に戻すのを忘れ、急変対応が遅れた。戻し忘れを防止するには、どうしたらよいか？

➡アラームの音量を下げることは、極めて危険な行為なので絶対に行ってはいけません。

【解説】日頃より無駄なアラームを減らし、必要なアラームだけ鳴るようにアラームコントロールすることが重要です。また、アラーム重要度ごとに音色や音量を設定し、致死的不整脈に必ず対応できる環境を整えます。どんなに正確に管理しているつもりでも、人は忘れるものであるということを前提に考える必要があります。手動でアラームの音量を変更し、後で戻そうと思っていても戻し忘れてしまうものだと考えるべきです。患者にとってアラーム音は命綱です。アラーム音を聞こえなくしてしまうというのは、命綱を絶つ行為です。夜間帯にアラーム音が大きすぎるということが問題になる場面もあります。こうした問題に対して、自動で夜勤帯のアラーム音量を小さくし、日勤帯で元に戻す機能をセントラルモニターに持たせることは有効であると考えています。そのような機能の追加をメーカーに強く希望します。

3 セントラルモニターのアラーム音量は、どれくらいがよいか？

➡最高レベルアラームは、全ての病室で聞こえるように設定することが望ましいです。

【解説】個人の判断でその都度音量を変更することは、行うべきではありません。病室の配置やアラーム音の聞こえ方を調査したうえで、院内で音量設定を統一し、遵守することが重要です。当院では、現在セントラルモニターの音量を上げるだけでなく、病棟内の随所にスピーカーを設置し、必要最小限の音量で対応できる環境整備を進めています。

JCOPY 498-07681

当院モニターアラームコントロールチーム（MACT）の成果

　当院における取り組みの効果を循環器内科病棟アラーム数の推移としてグラフに示します **図2-8**。このグラフは MACT 介入前 1 カ月と介入後 18 カ月から 77 カ月のアラーム数を比較したものです。

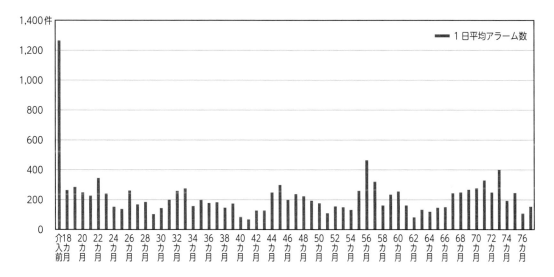

図2-8 介入前後のバイタルアラーム数の変化

　介入前の平均は 1,263.4 件であったアラーム数が、介入後 18 カ月で 264.1 件と減少し、平均モニター使用台数に変化はありますが 77 カ月経過しても、約 300 件 / 日でアラームコントロールできています。

　私達はアラーム数を減少させることでアラーム疲労から離脱し、より重要なアラームに迅速対応できる環境を作りました。これによるアクシデントは起こっていません。

　もちろんアラームはその全てに対応できるのなら鳴らす方がよいと考えていますが、リアルワールドでは極めて困難です。どこまでのアラーム数なら全て対応できるのか、医療界において適正なアラーム数に関するエビデンスがなく、どの程度でアラームコントロールすればよいのか試行錯誤していました。一方、原子力やプラントなどの産業界で使用されている EEMUA（Engineering Equipment and Material Users Association）ガイドラインでは、1 件 /5 分のアラームは対応可能であり、1 件 /10 分未満のアラームは非常に管理がしやすいと述べられています。一方で、1 件 /1 分を超えるようなアラームは極めて危険であると述べられています **表2-6**。当院ではこのガイドラインを元に、300 件 / 日前後でアラームをコントロールしています。

3

当院モニターアラームコントロールチーム（MACT）の成果

表2-6 アラーム発生数とアラーム管理の可否

平均アラーム発生数	アラーム管理の可否
1分に1回以上	管理不能
2分に1回	管理困難
5分に1回	管理可能
10分に1回未満	非常に管理しやすい環境

（EEMUA〔Engineering Equipment and Material Users Association〕ガイドラインより改変）

4 心電図モニターの呼吸数が実測と明らかに違うが、どうしたらよいか？

➡ 呼吸数は、心電図モニターの数値ではなく、実際に測定しましょう。

【解説】心電図モニターの呼吸数は、主にインピーダンス法を使って測定しています。これは、電極間の電気抵抗の変化を検知する方法で、常に正確な値を示すわけではありません。先行研究においても、呼吸アラームの約98％が偽アラームであると報告されています（Crit Care Med. 2010; 38: 451-6）。しかし呼吸回数は、患者の異常を早期発見するために重要な観察項目なので、実測による正確な値を測定するべきです。

Section

4 誘導変更方法

基本誘導であるⅡ誘導でQRS波が低振幅の場合、そのままにしていると偽アラームが鳴り続け、アラーム疲労へとつながります。そんな時、現場でよく見かける対処方法が、QRS波の振幅を機械的に大きくする（波形の倍率を上げる）ことです。これは心電図モニターでの操作のみで楽に行えるのですが、実は心電図波形だけでなくノイズも倍に増幅させるので、根本的な解決になっていません。

このような場合はⅡ誘導にこだわらず患者にあった誘導を見つけ、電極を貼りなおすことを考慮します。

ここでは、効果的な誘導変更方法について説明します。

低振幅波形

図2-9 のようにⅡ誘導でQRS波が低振幅の場合、まずは12誘導心電図 **図2-10** を見てくだ

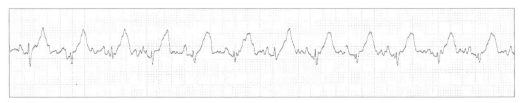

図2-9 Ⅱ誘導

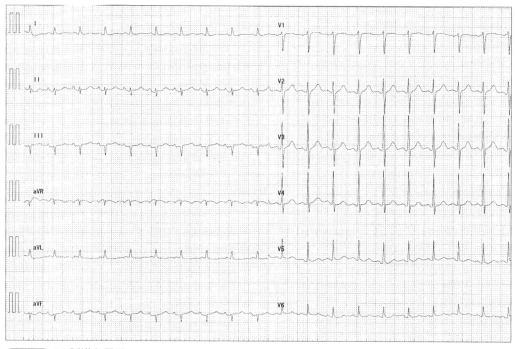

図2-10 12誘導心電図

さい。

図2-10 の12誘導心電図でもⅡ誘導が低振幅ですよね。では胸
部誘導はどうでしょうか？　V2誘導のQRS波がしっかり大き
く出ています。V2誘導と近似した波形を得られるのがNASA誘
導ですから、NASA誘導（右図）に貼り換えてみましょう。

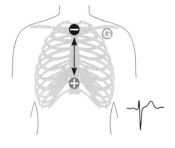

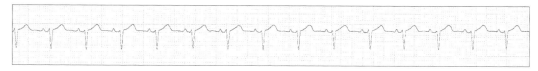

図2-11 NASA誘導

　貼り換えてみたのが 図2-11 です。どうですか？　先ほどのⅡ誘導とは違ってQRS波がしっ
かり大きくなりました。これなら心電図モニターが誤アラームを出すことを減らせます。
　続いて 図2-12 の場合はどうでしょうか？

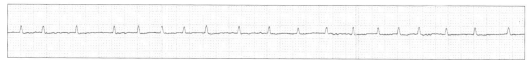

図2-12 Ⅱ誘導

　こちらの方の12誘導心電図が 図2-13 です。

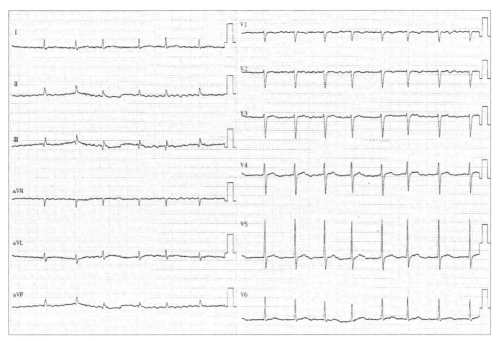

図2-13　12誘導心電図

　やはりⅡ誘導は低振幅ですよね。V2 はそれなりの波形なので、NASA 誘導に貼り換えてみました　図2-14　。

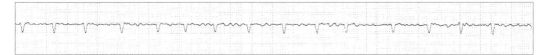

図2-14　NASA 誘導

　これではちょっと不安ですね。もう一度　図2-13　を見てみましょう。V5 誘導の方が QRS 波の振幅が大きいですよね。V5 誘導と近似するモニター誘導には、MCL5 誘導（☞ p.31　図2-31　参照）・CC5 誘導（☞ p.31　図2-32　参照）・CM5 誘導（☞ p.31　図2-33　参照）があります。MCL5 誘導　図2-15　と CC5 誘導　図2-16　を貼り比べてみると明らかに CC5 誘導の QRS 波がいいですよね。

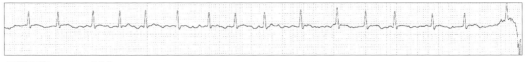

図2-15　MCL5 誘導

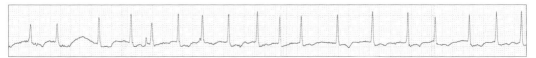

図2-16　CC5 誘導

誘導変更に関しては、Section 6 モニター誘導法の 図2-28 誘導変更時に使用する誘導法一覧も参考にしてください。

CLINICAL QUESTION 5 波形が小さく、アラームが鳴ってしまうため、心電図波形の倍率を 4 倍にしたが、それでもアラームが鳴ってしまう。どうしたらよいか？

➡誘導変更をお勧めします。

【解説】倍率を上げても根本的な解決にはなりません。誘導変更を考慮する必要があります。

体動によるノイズ混入波形

図2-17 の波形は、体動によるノイズ混入波形です。日常よく見られる波形です。もともと心電図というのは、刺激伝導系の電気信号をキャッチして波形として表現しています。しかし、電極周囲の筋肉が動くと、筋肉が動いた際に発生するノイズもキャッチし、波形として表現してしまうのです（筋電図）。このような時、役に立つのが NASA 誘導です。NASA 誘導は胸骨上に電極を貼るので、筋電図が入りづらく体動に強い誘導です。 図2-18 が NASA 誘導ですが、体動によるノイズ混入はなくなっています。体動によるノイズ混入で無駄なアラームが鳴ってしまうような状況では有効なので、ぜひ試してみてください。

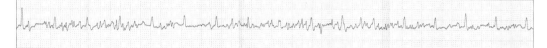

図2-17 体動によるノイズ混入波形

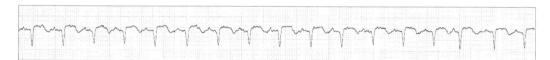

図2-18 同一患者の NASA 誘導

ペースメーカー挿入患者に効果的な誘導

みなさんの現場でも、ペースメーカー挿入患者のアラームで困っていることはありませんか？　そもそも、心室ペーシングの波形はPVC 波形に類似するため、心電図モニターは心室ペーシング波形をVT などと誤認識することがあります。それを防ぐためには、心電図モニターが心室ペーシングスパイク（ペースメーカーの項〔☞p.92〕参照）をしっかりと感知する必要があります。それに加え自己脈の波形もしっかりとした振幅である必要があります。この条件を満たしていない場合に、VT アラームや徐脈アラームが鳴ることが多いようです。MACT では、この条件を満たし、アラームが鳴りにくい誘導についての研究を行っています。現段階で有効性が高いと考えているのは、CM3 誘導（緑電極を 12 誘導心電図の V3 の位置、赤電極を胸骨上端付近に貼付） 図2-19 もしくは、CM4 誘導（緑電極を 12 誘導心電図の V4 の位置、赤電極を胸骨上端付近

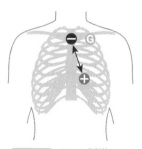

図2-19 CM3 誘導

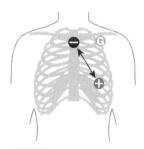

図2-20 CM4 誘導

に貼付）**図2-20** ですが、明確なエビデンスを得るには至っていません。しかし確実に誤アラームは減少しており、その有効性が示唆されています。

テクニカルアラームは、生体に問題があるわけではなく、心電図波形が受信できていない電波切れ、ノイズが入った心電図波形、電池切れや、電極に何らかの問題がある電極確認などがあります。

実際の現場ではこれらのテクニカルアラームが放置され、アラームが鳴り続けています。「きっとあの患者さん、動いているからだ」、「さっき検査に行ったから」と思っている間に、本当は急変していたとしたら…。ノイズによる偽アラームが頻回に発生している患者のアラームを放置していたら、今回は本当に致死的不整脈アラームだった。そう考えると怖くないですか？

心電図モニター装着中は、モニターで波形をチェックし、良質な心電図波形であることを確認しましょう。何らかのテクニカルアラームが出ていたら、その原因を取り除きましょう。

電波切れ（電波障害）or 電池切れ or 電源 OFF

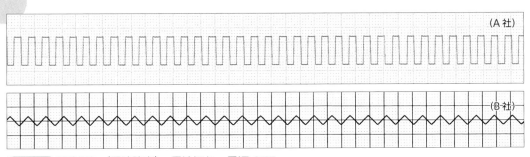

図2-21 電波切れ（電波障害）・電池切れ・電源 OFF

無線方式の心電図モニターの場合、患者がアンテナの圏外に行った時、その電波を受信できなくなります。この状態が電波切れです **図2-21**。患者が検査や手術などで病棟を離れる場合、そのまま放置せず「中断機能」や「一時退床機能」を使いましょう。また、患者が病棟内にいるのに受信できなくなることもあるのですが、これは電波障害が起こったためです。この場合は、アンテナ工事が必要になることもありますので、臨床工学技士やメーカーに連絡をしましょう。

電池が完全になくなってしまった場合も図のような波形になります。電池交換アラームを放置せず、電池がなくなる前に電池交換をしましょう。実際に電池切れにより、急変対応が遅れた事例も報道されています。

JCOPY 498-07681

テレメータ送信機の電池切れアラーム（）に気づかず、急変の発見が遅れた。どうしたらよかったか？

➡電池切れアラームは、危険度が MAX であることを意識し、電池切れアラームを見つけた人が、受け持ちに関係なく電池交換をします。

【解説】電池交換を定期的に行う方法もありますが、交換日に交換を忘れたという事例もあります。電池切れアラームはテクニカルアラームの 1 つであるため、セントラルモニターでのアラーム重要度（メーカー初期値）が低く設定されていることが多いです。しかし、電池切れは、患者の状態を把握できていないため、危険度は MAX です。アラームの重要度を変更できる場合は、高レベルアラームでアラームが鳴るよう設定変更することをお勧めします。また、アラームの聞き逃しがないように、無駄なアラームを減らすことが重要です。実際に、電池切れによる受信障害波形を数時間放置し、その間患者が亡くなっていたという事例もありました。患者が心電図モニターを装着しているということは、急変の可能性があり、モニタリングが必要な状態だということを意識すべきです。電池切れアラームは、テレメータ送信機だけでなく、ベッドサイドモニターでも起こることを覚えておかなくてはなりません。なぜなら、ベッドサイドモニターの電源コードがコンセントから抜けていると、バッテリー駆動となるからです。

 受信障害波形（|||や∧∧∧）が 1 時間以上表示されていた。どうしたらよいか？

➡受信障害波形が出ている時は、患者の状態をモニタリングできていないため、電池切れアラームと同様に大変危険です。すぐに原因を究明し、患者の波形が受信できるようにします。

【解説】受信障害波形が出る原因は、①患者が電波の届かない所にいる（病棟の外など）、②心電図モニターの電源が入っていない、③電池切れ、④電波障害です。①から順に原因を探し、速やかに受信障害を改善させ、波形を表示させます。たかが受信障害と思わず、その後ろにはモニタリングできていない患者がいるということを意識して行動しましょう。

電極確認

電極が剥がれかけている、電極のゲルが乾いている、または心電図リードが外れている、もしくは断線していると表示されるメッセージです。

①電極を貼りなおす

②心電図リードを交換する

この順番で対応しましょう。

ノイズ混入

一口にノイズといっても、その原因は様々です。

①電極や心電図リード由来のノイズ

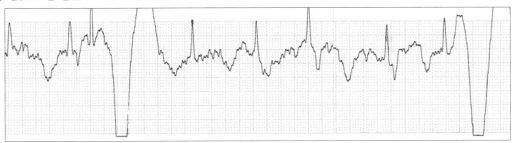

図2-22 電極や心電図リード由来のノイズ波形

原因 電極や心電図リードが完全に外れている場合は、基線のみが表示されます。電極の接触不良や心電図リードの断線では、波形が上下に激しく振れるようなノイズが入ります。

対策 新しい電極に貼りなおします。それでも変化がなければ、心電図リードを交換します。

②ハムノイズ

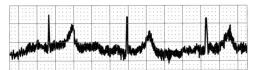

図2-23 ハムノイズ波形

原因 使用している機器類のアースが正しく接続されていない時に見られます。例えば、電気毛布を使用している場合です。

対策 機器類のアースを正しく接続し、心電図モニターのハムフィルタを ON にします。電気毛布が原因の場合は、電源 OFF だけではなく、電源コードをコンセントから抜く必要があります。

③筋電ノイズ

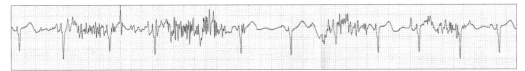

図2-24 筋電ノイズ波形

原因 患者の緊張や震え、発汗、力み、体動などが原因です。

対策 緊張や寒さ、痛みを取り除いてください。体動に関しては、筋肉の動きが影響しにくいNASA 誘導（☞ p.30 **図2-30** 参照）に変更することが有効です。

④ドリフト

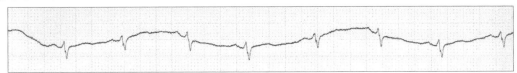

図2-25 ドリフト波形

JCOPY 498-07681

原因 患者の呼吸や体動、心電図リードの引っ張りなどが原因です。また、電極の劣化も考えられます。

対策 ドリフトフィルタが OFF の場合は、ON にします。心電図リードを体に固定することも有効です。呼吸や体動に強い NASA 誘導（☞ p.30 図2-30 参照）に変更することが有効です。

⑤歯磨きノイズ··

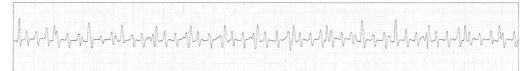

図2-26 歯磨きノイズ波形

原因 歯磨きによるノイズです。心電図モニターがこのノイズを QRS 波と誤検出してしまうことがあるので、注意が必要です。

対策 体動に強い NASA 誘導（☞ p.30 図2-30 参照）に変更することが有効です。

不整脈解析不能

原因 ノイズが原因で不整脈が解析できない状態です。

対策 電極の貼り直しや心電図リード交換などノイズを取り除きましょう。

SpO₂ センサー確認

原因 SpO_2 センサーが剥がれている、センサーの発光部と受光部が相対していない、センサーが断線している時に出るアラームです。

対策 パルスオキシメータは、センサーを指に装着することで簡単に SpO_2 を測定することができる便利な医療機器です。パルスオキシメータは、患者の脈波を感知し、数値化しているので、脈波がしっかり出ていることが前提になります。しかしパルスオキシメータが見ている脈波はとても小さな信号で、その小さな信号から SpO_2 を計算し数値化しています。正しい装着ができていなかったり、脈波がしっかりと出ていない場合の値は、まったく信頼できない数値なので注意が必要です。またセンサーは、外来光を拾って誤った数値を表示することもあるため、これにも注意が必要です。SpO_2 センサー確認アラームが鳴った時は、測定する指を圧迫しないように、SpO_2 センサーを正しく貼りなおしましょう。また、ディスポセンサーは 8 時間ごと、リユーザブルセンサーは 2 〜 3 時間ごとに測定部を変えることが望ましいといわれています。

マメ知識

ドリフトフィルタ設定は本来の心電図波形精度を下げる可能性があるため、その特性を理解して使用しましょう。心電図モニター使用中に動き回ることがないと考えられているベッドサイドモニターの場合は、ドリフトフィルタの初期値が OFF になっています。一方セントラルモニターは、ベッドサイドモニターからの情報だけではなくテレメーター送信機の情報もモニタリングするため、初期値が ON になっていることが多いです。

6 モニター誘導法

　心電図モニターは長時間にわたって心電図をモニタリングすることに適した医療機器ですが、12誘導心電図と違い通常1つの誘導のみをモニタリングする（5点誘導の場合は、モニタリングできる誘導が増える）ため、心臓のどの部位に異常が発生しているのかを波形から推測する、あるいは不整脈の詳細な情報を確認するといった診断には不向きです。

　主に心電図の時間経過による変化やある程度の不整脈の有無の観察を目的としているので、長時間にわたって安定し、さらに不整脈を解析しやすい心電図波形を表示させることが必要です。心電図モニターは、心電図の全ての波を認識して心拍数を表示しているわけではありません。心電図モニターが記憶した時点の一番大きな波を、その患者のQRS波として認識し、それと同様のQRS波が一定期間にいくつあるかを計算して心拍数として表示します。よってQRS波が不明瞭な波形では、心拍数が実際の数とは異なって表示され、時に頻脈や徐脈、あるいは心静止などの誤アラームを鳴らすことがあります。偽の頻脈の中には、ダブルカウントといって、QRS波とT波の振幅に差がないために、QRS波とT波の両方をカウントしてしまうものもあります。以上のことから、心電図モニターが不整脈解析しやすい波形は、QRS波がしっかり大きく、T波との差がはっきりしている波形です。

　電極を貼れば、必ず良い波形が表示されるわけではありません。そこで重要になってくるのは、心電図モニターを使用する患者に合ったモニター誘導を見つけ、正しい方法で電極を装着することです。

Ⅱ誘導

　心電図モニターの誘導方法には3点誘導法と5点誘導法がありますが、主に3点誘導法が使用されています。この3点誘導法では、左季肋部（肋骨上）に付けている電極（緑）がプラス側になり、右鎖骨下の電極（赤）がマイナス側になっています 図2-27 。

　これは最も一般的に使用されている誘導で、12誘導心電図の第Ⅱ誘導に相当するため、Ⅱ誘導と呼ばれています。

　心臓は胸郭内に少し傾いた状態でぶら下がっています。標準体型の多くは刺激伝導系の電気の流れるベクトルが心臓の傾きにより、Ⅱ誘導に向かっていきます 図2-27 。心電図というのは、向かってくるベクトルを正面でとらえるのが得意なのです。12誘導心電図でベクトルを最も正面でとらえ、P、QRS、Tを判断しやすい波形は、Ⅱ誘導ということになるのです。よって、現在使用されているほとんどのベッドサイドモニターは、Ⅱ誘導が自動的に選択されるように設定されています。

　しかし、患者によってはこのⅡ誘導でQRS波の振幅がわかりにくいことがあります。原因は様々ですが、浮腫が強かったり、心嚢液が貯留していたり、心機能が低下して

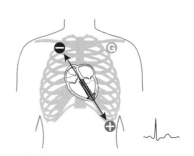

図2-27 第Ⅱ誘導と刺激伝導系のベクトル

JCOPY 498-07681

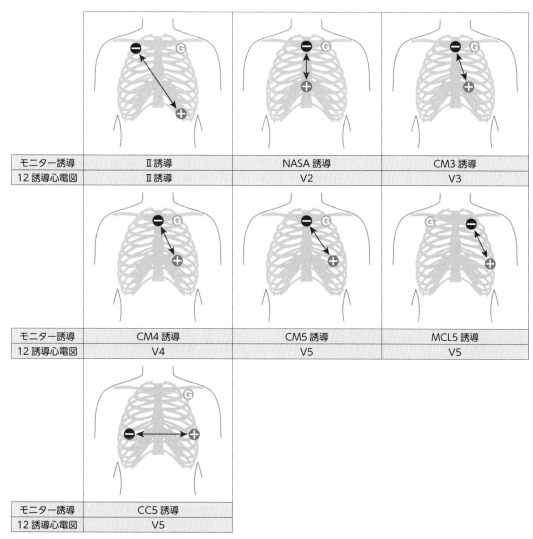

モニター誘導	Ⅱ誘導	NASA誘導	CM3誘導
12誘導心電図	Ⅱ誘導	V2	V3

モニター誘導	CM4誘導	CM5誘導	MCL5誘導
12誘導心電図	V4	V5	V5

モニター誘導	CC5誘導
12誘導心電図	V5

図2-28 誘導変更時に使用する誘導法一覧

いたり、肥満であったりすると低振幅波形となる場合があります。低振幅波形をそのままにしておくと、先に述べたように心電図モニターが誤カウントし、徐脈でないのに「Bradyアラーム」や「Pauseアラーム」が鳴ったり、QRS波とT波双方をカウント（ダブルカウント）し実際の倍の心拍数になり、「Tachyアラーム」が鳴ってしまうのです。そんな経験はありませんか？　これらの全てが偽アラームです。このような時、以降に述べるように患者の状態に合わせた誘導を選択してみてください。

　ところで、基本はⅡ誘導と述べましたが、みなさんは本当に正しいⅡ誘導の電極位置を知っていますか？　多くの現場では、「何となくこの辺」と電極を貼っているのではないでしょうか？

　ここで問題です。 **図2-29** に示す3つの電極位置のうち、正しいⅡ誘導はどれでしょう？　正解は③です。では①は何が良くないのでしょうか？　 **図2-27** のベクトルを心電図モニターが正面で受け止めるためには、緑の電極位置が良くありません。②はどうでしょう？　それは赤電極の位置です。電極が大胸筋上にあるため、ちょっとした日常生活動作で筋電図が混入してしまう

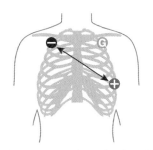
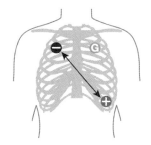
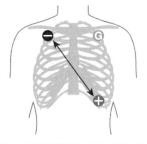

①緑電極の位置が高すぎる（12 誘導の V5 に近い位置にある）。刺激伝導系のベクトルがずれるので P 波が小さくなりやすい。→×

②赤、黄電極が大胸筋上にあるため、活動のたびに大胸筋の筋電図が混入してしまう。→×

③赤、黄電極が鎖骨直下にあり大胸筋の筋電図混入が少ない。緑電極の位置も刺激伝導系のベクトルと合っている。→○

図2-29 正しい電極の装着

のです。①と②の問題を解決する正しい電極位置は③というわけです。これだけでもアラームの無駄鳴りを大幅に減少できます。正しい電極位置を理解しましょう。

NASA 誘導

図2-30 に示す誘導は、NASA 誘導と呼ばれ胸部誘導の V2 に近い波形になります。電極は胸骨上端に赤（−）、剣状突起上に緑（＋）を貼り付けます。

赤、緑電極ともに筋肉のない位置につけるので、最も筋電図が入りにくい誘導方法です。ホルター心電図や運動負荷心電図検査で広く使用されていますが、モニター誘導としても適しています。

NASA 誘導は、アメリカ航空宇宙局 NASA が宇宙飛行士の心電図をモニタリングするために開発したため、この誘導名になったといわれています。宇宙飛行士は宇宙空間で様々

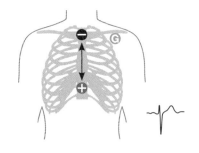

図2-30 NASA 誘導
（V2 の波形に近似する）

な研究や実験を行いますが、その際心電図波形にノイズが入らず、情報をしっかり得られる誘導の１つとして開発された経緯があるようです。そうした問題をクリアできるこの誘導が、いかに有用な誘導であるかが理解いただけると思います。

MCL5 誘導

図2-31 の誘導は MCL5 誘導といい、胸部誘導の V5 に近い波形です。通常、V5 誘導は 12 誘導心電図の中で最も QRS 波の振幅が大きい誘導です。一番大きな波を QRS 波と認識するようにプログラムされている心電図モニターにとっては、QRS 波の振幅が大きい MCL5 誘導は心強い誘導です。また、心筋虚血に伴う ST や T 波の変化を捉えるのに適した誘導でもあります。本来、心電図モニターで ST の変化を判断することはありませんが、労作性狭心症などの患者で労作時の ST 変化を捉えられる可能性はあるため、そのような場合はこの誘導を選択してもよいかもしれません。

JCOPY 498-07681

CC5 誘導

図2-32 の誘導は CC5 誘導といい、この誘導も MCL5 誘導と同様に胸部誘導の V5 に近い波形です。MCL5 誘導の特性と同様のことが期待できますが、V5 に近い誘導の中でも特に QRS 波の振幅が大きくなるとされています。しかし、他の誘導に比べて P 波が見えにくくなる誘導であるため、P 波の判断を必要とする不整脈（洞不全症候群、房室ブロックなど）がある患者のモニタリングには適しません。

CM5 誘導

図2-33 の誘導は CM5 誘導といい、胸部誘導の V5 に近い波形です。この誘導も MCL5 誘導と同様の効果が期待できます。それに加えて、赤（－）を胸骨柄に付けるため筋電図の影響を受けにくい利点があります。当院では、MCL5 誘導や CC5 誘導よりも、この CM5 誘導が選択されることが多いです。筋電図の影響を受けにくいということは、アラームの無駄鳴りを減らすことにつながり、その意味で CM5 誘導は有用です。

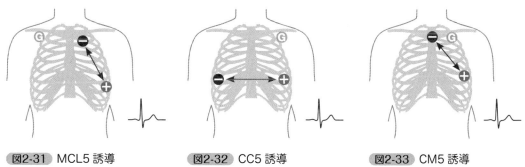

図2-31 MCL5 誘導
（V5 の波形に近似する）

図2-32 CC5 誘導

図2-33 CM5 誘導

　当院では、低振幅でうまくモニタリングできなかった場合、12 誘導心電図でどの誘導が一番モニタリングするのに適しているか判断し、波形の倍率を 1 倍で使用できる誘導に変更することを、全ての病棟で徹底して行っています。

　具体的な方法は、誘導変更方法の項（☞ p.20）を参考にしてください。

誘導変更時の約束事

　誘導変更を行うと、波形の形が変わります。情報共有を行わずに個人の判断で行うと、波形を見た医師やその他のスタッフがあわててしまうかもしれません。場合によっては、波形の変化の原因を追究するために、必要のない検査が行われる可能性もあります。よって、誘導変更をする際は、全てのスタッフが情報共有することが大前提です。

　当院では、電子カルテに現在の誘導を各勤務帯に記載する規則となっています。またセントラルモニター脇に付けているホワイトボードに現在の誘導が一目でわかるように、表示しています
図2-7 。

Ⅱ誘導で低振幅の患者に誘導変更（電極位置を変更）したが、気が付くと元のⅡ誘導に戻っている。対策はあるか？

➡誘導変更（電極位置を変更）した際に、電極に誘導名を記入します。

【解説】電極に誘導名が記入してあると、患者の担当が変わっても、次の電極交換時に同じ誘導で電極を貼ることができ、Ⅱ誘導に戻ってしまうことを防げます 図2-34 。

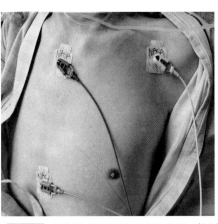
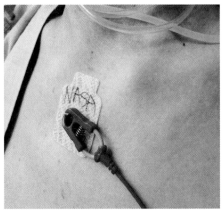

図2-34 誘導変更後の電極の取り扱い（誘導がわかるように、電極に誘導名を記載する）

Section 7 誘導変更、アラーム値設定の tips

①発作性心房細動（PAF）を見つけよう！～心電図モニターの活用その１～

発作性心房細動（PAF）は、心原性塞栓症の原因として見逃せない不整脈です。しかしながら、脳梗塞で入院した患者に PAF があるかどうかを発見するのは困難です。当院では、心原性塞栓症が疑われる患者に PAF があるかどうかを発見する目的で、１週間心電図モニター装着しています。

この場合の装着には、アラーム設定に工夫が必要です。通常 PAF は頻脈になります。しかし、アラーム設定が不適切だと、PAF になっていても頻脈アラームが鳴らず、リコールとして記録が残りません。しかし、頻脈アラームを鳴らすために設定を厳しくしすぎると、トイレや食事などの日常労作で頻脈アラームが鳴ってしまいます。そこで、活用するのがトレンドグラフです。図2-35 のトレンドグラフを見てください。このグラフでは日常生活動作での心拍数の最大値ラインが A です。一方で PAF の最低ラインは B です。この２つのラインの間にアラームの上限値を設定すれば、日常生活動作で頻脈アラームが鳴ることはなく、PAF が発生すればアラームが鳴り、リコールとして記録に残ります。当院ではこの方法を「PAF チェック」と名づけルール化しています。

当院では脳卒中専門医と連携して、この方法による PAF チェックの正確性について検証を行

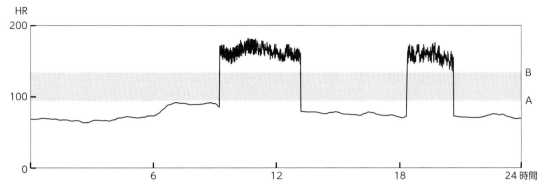

図2-35 発作性心房細胞のトレンドグラフ

いました。その結果、当院の方法でモニタリングチェックをすると、通常考えられている脳卒中に占める PAF の発生率よりも多くの PAF を発見できることが証明されました［坪井 謙, 他. 当院 Monitor Alarm Control Team（MACT）による急性期脳梗塞における心房細動の検出. 第4回日本心血管脳卒中学会］。

②泣く子も黙る！〜小児科病棟でのテクニック〜

　小児科病棟においても、心電図モニターは患児の生体情報モニタリングツールとして欠かすことができません。しかし、多くの小児科病棟で患児が啼泣するたびに心電図モニター波形にノイズが入り、偽の頻脈アラームや致死的不整脈アラームが発生して、アラームが鳴り続けるといったことを経験しているのではないでしょうか。MACT ではノイズに強いとされる NASA 誘導を、小児の啼泣対策として使えるのではないかと考え、小児科病棟において NASA 誘導の有効性を検証しました。その結果、NASA 誘導では啼泣による誤アラームが有意に減少したのです。まさに「泣く子も黙る」NASA 誘導です。啼泣だけでなく、体動も多い小児科領域でアラームに悩んでいる病棟があれば、ぜひ NASA 誘導を試してみてください。

③重症脳卒中の痙攣発作を早期に発見しよう！〜心電図モニターの活用その2〜

　痙攣発作時には筋電図が記録されることが多いですが、誘導によってそれが顕著であったり、あるいはほとんどわからなかったりします。重症脳卒中では痙攣発作が起きることが多く、その際には早期の対応が求められます。しかし、患者のベッドサイドに付きっきりでいない限り、痙攣発作を毎回タイムリーに発見することは困難です。そこで、当院では痙攣発作による筋電図混入を逆手にとって、心電図モニターで痙攣発作を発見しやすい環境を作っています。

　モニター誘導法では通常筋電図混入を防ぐため、赤電極は大胸筋を避けて鎖骨の直下に貼ることがよいとされています（Ⅱ誘導の項［☞ p.28］参照）。しかし痙攣発作に伴う筋電図をあえて拾い上げることで、早期発見が可能となります。そのために、重症脳卒中などで痙攣発作を疑い早期発見したい際には、あえて赤電極を大胸筋上に貼ります。そうすることで痙攣発作時に筋電図が顕著に出現し、頻脈アラームが鳴り速やかな対応が可能となります。

④そのアラーム設定は危ないかも？〜消化管出血患者のアラーム設定〜

　当院では消化管出血が疑われる患者や、処置を実施した後の患者に心電図モニターを装着する

場合は、アラーム設定に注意しています。通常、消化管出血が進行すると頻脈になります。しかし、消化管出血は排泄がないと医療従事者は確認できず、患者自身も安静にしている状態では明らかな自覚症状が出にくくなります。そして、知らず知らずのうちにかなりの量の出血となっていることもあります。この消化管出血の異常を早期発見するためにも、心電図モニターは有効です。PAF チェックでもそうでしたが、この場合もアラーム設定にちょっとした工夫が必要です。多くの病院では、アラーム設定は初期設定のままとなっているのではないでしょうか。例えば下限 30、上限 150 などの設定となっていた場合、出血に伴う頻脈が 150 に至りアラームが鳴ったとしたら、その時には相当の出血量となっており、大変危険な状況となっているかもしれません。むしろ、そこで頻脈アラームが鳴ればよいですが、心拍数が 150 に至る前に貧血が限界となり急変した場合、次にアラームが鳴るのは 30 以下の徐脈となった時です。おそらくその時には手遅れとなってしまいます。

　これらを加味して、消化管出血ではアラーム設定を上限も下限もやや厳しめに設定します。具体的にどのあたりに設定するかは患者の状態次第ですが、病態が不安定な時期や急性期では「安静時の心拍数がこれ以上の頻脈になったら危険だ」という心拍数を考慮してアラーム上限を設定するのがよいでしょう。下限は安静時の心拍数をベースにして、心拍低下時に救命対応が可能な心拍数を考慮して決定すべきです。上限設定も下限設定も患者の病態を主治医と相談した上でアラーム設定しましょう。

⑤心不全患者のモニター設定

　心不全患者が急性増悪により入院した場合、通常はベッド上安静の対応となります。安静に伴い患者の心拍数は労作に伴う変動も出にくく、大きく変動することなく経過しますが、この状態で心拍数のベースが上昇してくる場合は、心不全増悪のサインです。消化管出血では上下限設定を厳しく設定することを推奨したように、心不全の緊急入院の際も同様のことがいえます。ただし、心不全患者では、基本調律が心房細動の患者も少なくありません。心房細動では、洞調律に比べて労作の影響による心拍数変化が大きくなります。心不全だからとあまり厳しいアラーム設定にすると、ベッド上で少し動いただけでもアラームが鳴ってしまい、その状態を放置すれば「アラーム疲労」に陥ってしまいます。かといって、それを避けるためにアラーム上限設定を上げると、本当に心不全が悪化して心拍数のベースが上がってもアラームが鳴らなくなってしまいます。

　現在、各メーカーから販売されている心電図モニターのアラームは、その時々の心拍数が設定を超えればアラームが鳴るようになっています。例えば 1 分間や 2 分間の平均心拍数に対するアラーム設定を別に設けることができるようになれば、平均心拍数に対するアラームを厳しめに設定することで心房細動患者の心拍数が一時の労作によって上昇してもアラームを無駄に鳴らさずに済むようになり、アラーム疲労を避けることができるかもしれません。MACT では、今後メーカーと協議してそのような心電図モニターが開発されることを期待しています。

テレメータ送信機の呼び方が、「子機」や「ちびモニター」など、看護師によって違うのは問題ないか？

➡ 医療機器の呼び方がまちまちであると、コミュニケーションエラーが発生し、危険です。

【解説】子機＝呼吸モニターだと思い込んだ事例もあります。普段から正式名称を使うように心がけましょう。

 モニタリングが不要となった場合、セントラルモニターで「退床」をせずに、次の患者に使用している。問題ないか？

➡ 「退床」操作をせずに次の患者に使用することは禁止です。

【解説】心電図モニターは、「退床」することで、それまで使用していた患者のデータをリセットします。リセットせずに使用すると、前回使用していた患者のデータを現在の患者のデータだと思ってしまい、誤った医療介入がなされる危険性をはらんでいます。

 セントラルモニターで同時に表示できる台数とベッドサイドモニターとテレメータ送信機の合計台数が一致しない。何か問題があるか？

➡ これは簡単にアクシデント事例が起こる、大変危険な状態です。早急にセントラルモニターで同時に表示できる数とベッドサイドモニターとテレメータ送信機の合計台数を一致させるべきです。

【解説】セントラルモニターで表示できる数と、ベッドサイドモニターとテレメータ送信機の合計台数が一致していないと、心電図モニターを使用するたびに、毎回セントラルモニターでチャンネル設定を行う必要があります。設定したつもりができていない、同じチャンネルで2つの心電図モニターを同時に使ってしまうなど、インシデント・アクシデントが起こり得ます。毎回チャンネル設定するのではなく、双方の台数を一致させて、チャンネルを固定することが安全です。

 心電図モニターが必要な患者が増えて、心電図モニターが足らなくなることが多い。他の病棟から借りて使ってもよいか？

➡ 他の病棟から借りて使うことは、お勧めしません。

【解説】CQ11でも述べたように、セントラルモニターで表示できる数とベッドサイドモニターとテレメータ送信機の合計台数は一致させるべきです。

コラム 日本の医療従事者が罹患している「モニター依存症」

　みなさんは心電図モニターに対してどのような印象を持っていますか？　「とりあえず装着しておこう」「モニター装着しておいた方が安心」「モニターついてれば大丈夫」と思うことも多いのではないでしょうか。すでに述べたように、昨今、一般病棟での心電図モニターの装着頻度は増加傾向にあり、その先にあるのが"アラーム疲労"という劣悪な環境です。これはある意味「モニター依存症」といえるのかもしれません。本当に心電図モニターを装着することが安心で安全なのでしょうか。アラーム疲労の状態で、アラームが鳴っていてもスタッフがモニターに反応できなければ、アラーム放置につながります。アラームは鳴り続けることで環境音と化すのです。環境音と化したアラームがいくら患者の急変を知らせても、スタッフは気が付きもしなくなるのです。心電図モニターを装着する必要のない患者であっても予期せぬ急変が起きる可能性はあります。それは入院をしていない人であっても同じことです。急変の可能性がゼロでないからといって、全ての患者に心電図モニターを装着することはできませんし、それをしたらアラーム音は環境音になります。また、退院するまで心電図モニターを装着するということは、逆に無責任な行為かもしれません。それはいいかえれば、「退院したら関係ない」ということです。医療従事者として、責任を持って心電図モニターを管理するならば、不要な装着はすべきではありません。「装着しないままで何かあったらどうするの？」と考えますよね。しかし、それはある意味防ぎようのないことです。むしろ、心電図モニターを装着している患者に何かがあっても、アラームが環境音となり気が付かないことの方が大問題なのです。

　知らず知らずに陥っているモニター依存症は、極めて重大な事故につながります。モニター依存から1日も早く脱却しましょう。

JCOPY 498-07681

3. 診断

不整脈フローチャート

※急激な心拍数の変化は危険度高として対応すること

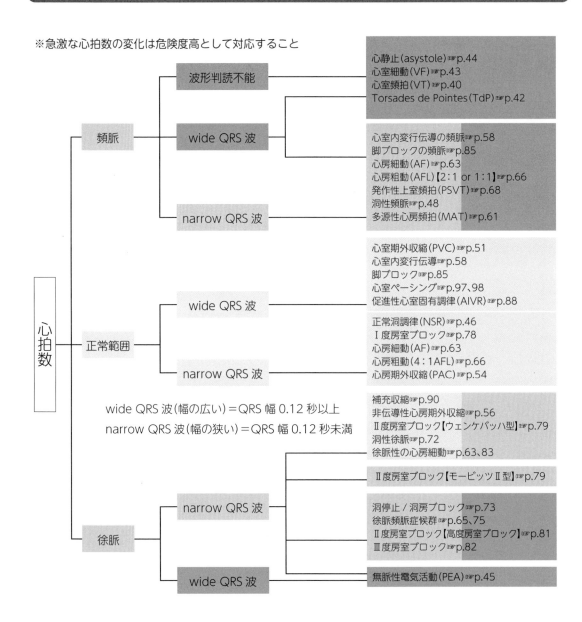

波形判読不能	心静止(asystole)☞p.44 心室細動(VF)☞p.43 心室頻拍(VT)☞p.40 Torsades de Pointes(TdP)☞p.42
wide QRS波	心室内変行伝導の頻脈☞p.58 脚ブロックの頻脈☞p.85 心房細動(AF)☞p.63 心房粗動(AFL)【2:1 or 1:1】☞p.66 発作性上室頻拍(PSVT)☞p.68 洞性頻脈☞p.48 多源性心房頻拍(MAT)☞p.61

頻脈 / narrow QRS波

wide QRS波	心室期外収縮(PVC)☞p.51 心室内変行伝導☞p.58 脚ブロック☞p.85 心室ペーシング☞p.97、98 促進性心室固有調律(AIVR)☞p.88
narrow QRS波	正常洞調律(NSR)☞p.46 Ⅰ度房室ブロック☞p.78 心房細動(AF)☞p.63 心房粗動(4:1AFL)☞p.66 心房期外収縮(PAC)☞p.54

正常範囲

wide QRS波(幅の広い)＝QRS幅0.12秒以上
narrow QRS波(幅の狭い)＝QRS幅0.12秒未満

心拍数

	補充収縮☞p.90 非伝導性心房期外収縮☞p.56 Ⅱ度房室ブロック【ウェンケバッハ型】☞p.79 洞性徐脈☞p.72 徐脈性の心房細動☞p.63、83
	Ⅱ度房室ブロック【モービッツⅡ型】☞p.79
narrow QRS波	洞停止/洞房ブロック☞p.73 徐脈頻脈症候群☞p.65、75 Ⅱ度房室ブロック【高度房室ブロック】☞p.81 Ⅲ度房室ブロック☞p.82
wide QRS波	無脈性電気活動(PEA)☞p.45

徐脈

■ 非常に危険!!! 緊急対応を要する

■ 危険度は高い. 速やかな報告を要する

■ 危険度は高くない. 波形や病態によっては報告を要する

図3-1 不整脈フローチャート

心停止 (cardiac arrest)

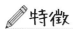 特徴

　心停止 (cardiac arrest) とは、心拍がない状態をいいます。心停止になる不整脈には以下のものがあります。

①無脈性心室頻拍 (pulseless VT)

　脈を触れない心室頻拍です。PVC で見られる wide QRS 波が規則的に連続する頻脈です。心拍数が速い VT ほど、脈はなくなります。

②心室細動 (VF)

　心室が痙攣している状態です。心室は収縮しないために、心拍はありません。

③無脈性電気活動 (PEA)

　心電図上、波形は見られますが、心室収縮は起こらないために心拍はありません。ここでいう波形に VT、VF は含みません。

④心静止 (asystole)

　平坦な心電図波形で、心臓の電気活動そのものがない状態です。

　これらは速やかな救命措置を行わなければ、確実に死に至る不整脈であることから、致死性不整脈ともいわれます。一般的に心停止というと、平坦な心電図波形を想像するかもしれません。しかし、平坦な心電図は心静止であり、心静止も含めた心拍のないこれらの不整脈を総称して心停止といいます。心停止でも、波形によって対応が変わります。無脈性心室頻拍と心室細動では除細動器の使用が蘇生処置の第一選択ですが、無脈性電気活動と心静止では除細動器を使用することはありません。

　心停止4つの波形の詳細は、それぞれの項で説明します。

コラム　心停止を発見したら

　どんなエキスパートナースでも、心停止患者を1人で救命することは不可能です。心停止波形を見たら、速やかに患者の意識状態を確認し、意識がなければ必ず人を集めて蘇生処置を始めることが重要です。

　患者の急変を発見すると、つい焦って1人で胸骨圧迫を開始して、1人でどうにかしようとしてしまいがちです。急変の時こそ落ち着いて人を集め、救命の環境を整えることが重要です。

1-1 心室頻拍(VT) 診断名

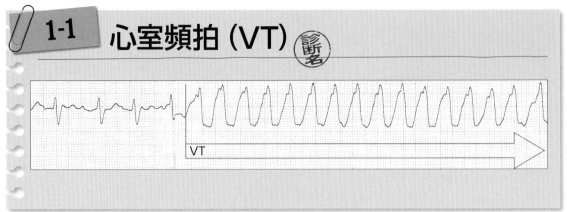

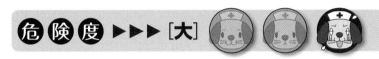

危険度 ▶▶▶[大]

判読のポイント

＊心室期外収縮などで見られる幅の広い QRS 波が連続している。

＊RR 間隔はほぼ一定である。

＊ほとんどの場合 P 波を確認できない。

特徴

　　正常波形の時とは明らかに異なる幅の広い wide QRS 波の頻脈です。それまでの調律とも明らかに異なる調律です。

　　本来、心室は房室結節→ヒス束を通ってきた刺激が右脚と左脚に同時に伝導することによって右室と左室は同時に収縮します(narrow QRS 波)。これにより効果的な心室収縮になります。しかし、心室頻拍（VT）では心室内から連続して発生した刺激によって心室が収縮します。刺激が発生した側の心室が先に収縮して、その刺激が伝わって遅れて反対側の心室が収縮します（wide QRS 波）。そもそも wide QRS 波の際の心室収縮は有効な収縮ではありません。右室と左室が同時に収縮せずに順番に収縮するような状態のために効率的に血液を拍出できないのです。

　　このような非効率的な心室収縮でも心拍数がある程度ゆっくりであれば、循環動態は悪化するものの、なんとか心拍出は維持されます。しかし、ある程度以上の頻脈になると心室は空打ちに近い状態になります（脈なし VT）。この場合は心停止の状態なので速やかな心肺蘇生処置が必要です。脈がある場合でも、放置していると心室細動（VF）に移行することもあります。**危険度MAX です !!!**

　　発作の持続時間が 30 秒以上のものを持続性心室頻拍（SVT）、30 秒以内のものを非持続性心室頻拍（NSVT）として分類します。

病棟にたとえると

　あわてんぼうの現場スタッフ（A
さん）がパニックを起こして突然あ
わただしく動き始めます。それに驚
いた周囲のスタッフもAさんに続い
て動き始めます。周囲のスタッフは
突然のことでAさんの動きについて
いくことに精いっぱいになってしま
い、上司からの指示（洞結節からの
指示）はもはや耳に入りません。こ
のように現場サイドがパニック状態
であわただしく動いてしまっている
状態です。

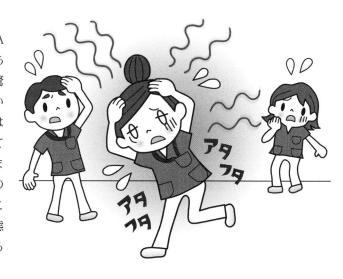

対応

- 心室頻拍の波形を確認したらすぐに患者のもとに駆けつけて意識状態と脈の確認をします。意識と脈があれば、バイタルサインと全身状態の観察をして直ちに医師への報告をしてください。除細動器（なければAED）も準備する必要があります。
- 意識と脈がない、または確認困難であれば、心肺蘇生を開始する必要があります。緊急事態です。人を集めて心肺蘇生を行ってください。

夜勤中の当直医への報告

- 速やかな医師への報告が必要です。

  報告例
　「急変です。○○号室にいる○○先生の患者さん○○さんですが、脈なしVTが出現しました。至急来てください。」

治療法

- 電気的除細動
- リドカインやアミオダロン、ニフェカラントなどの抗不整脈薬
- 根治治療としてカテーテルアブレーションが行われることもあります。

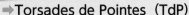

関連心電図❶

➡ Torsades de Pointes（TdP）

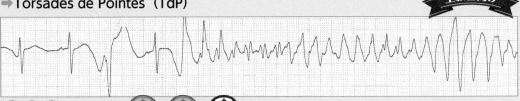

危険度 ▶ [大]

　QT の延長がある場合に発生リスクが高い心室頻拍（VT）です。通常の心室頻拍は単形性ですが、TdP は多形性が特徴的な心室頻拍です。R on T（心室期外収縮の項〔☞ p.53〕参照）と呼ばれる心室期外収縮（PVC）を機に発生することが知られています。自然停止と再発を繰り返すことが多く、放置しているとしばしば心室細動（VF）に移行することもあります。心肺蘇生を行う必要のある危険な不整脈です。

関連心電図❷

➡ 筋電図混入（俗称「歯磨き VT」）

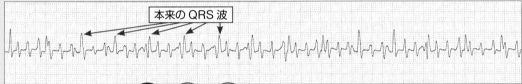

本来の QRS 波

危険度 ▶ [小]

　突然 VT アラームが鳴り、VT 様の波形が出現します。患者のもとに行ってみると、歯磨きなどの規則的な上半身運動をしています。これは大胸筋が規則的な運動をすることで、その筋電位を心電図モニターがキャッチしている状態です。歯磨きをしている時に VT 様の波形が出ることから「歯磨き VT」などと呼ばれたりします。もともとのリズムの QRS 波は心電図モニター上で確認できることもありますが、本物の VT と区別がつきにくいこともあります。

　「歯磨き VT」の大きな特徴の 1 つに、発生時間が大体決まっているということがあげられます。**つまり、朝、昼、夕の食後、歯磨きの時間に規則的に出現することが多いのです。**患者の生活パターンを知っておくことも重要です。

　このような波形を見たら、「歯磨き VT だろう…」ではなく、「VT かもしれない!!!」と考えて行動する必要があります。アーチファクト（いわゆるノイズ）であるかどうかの正確な判断は、心電図モニターの波形だけでは困難です。もし、本物の VT であったら、患者の命にかかわります。「歯磨き VT だろう…」と患者対応しなかったら…、大変なことになりますね。

　アーチファクトであることが確認できたなら、特に対応の必要はありません。しかし、このようなアーチファクト波形が頻繁に出現し、心電図モニターアラームの無駄鳴りが発生する場合などは、誘導を変更することで解決することがあります。NASA 誘導など、筋電位が混入しにくいものに変更するとアーチファクトが出現しにくくなります。誘導の変更で振幅が小さくなって、ダブルカウントなど別の問題が出現することもあるので、患者に合った誘導を選択するようにしましょう。

1-2 心室細動 (VF) 診断名

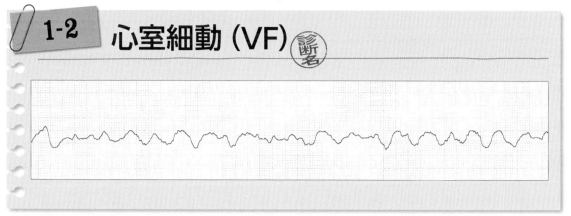

危険度 ▶▶▶ [大]

判読のポイント

＊P-QRS-T の構成要素を成さない不規則な波形

特徴

　　心室のいたる場所から刺激が発生しており、心室が痙攣している状態です。心室収縮はなく、完全に心停止の状態です。速やかな心肺蘇生を行わないと確実に死に至る不整脈です。**危険度MAX**です!!!

対応

▪ この波形を確認したら、直ちに患者のもとに駆けつけます。意識の確認ができなければ、ほぼ確実に心室細動 (VF) を起こしていると思われます。直ちに人を集めて心肺蘇生を開始します。

夜勤中の当直医への報告

▪ 速やかに当直医に連絡してください。
　　報告例
　　「患者の急変です。VF波形を認めて心肺停止状態です。すぐに来てください。」

治療法

▪ 心肺蘇生を行いながら、準備ができしだい電気的除細動を行います。
▪ 心肺蘇生の薬剤投与としてアドレナリン、アミオダロン、ニフェカラントなどが使用されます。

1-3 心静止（asystole） 診断名

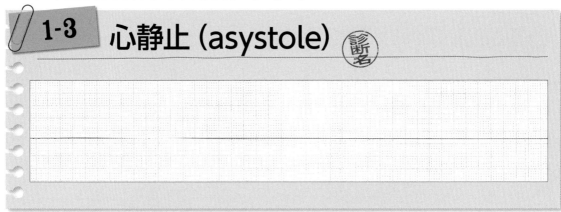

❸
診
断

危険度 ▶▶▶［大］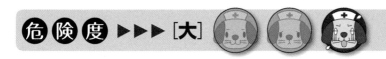

判読のポイント

＊波形を有さないフラットな状態

＊一切の心筋活動の停止状態

＊電気刺激の発生もない。

特徴

　　一切の心筋活動が停止している状態です。心筋の収縮がないだけでなく、電気刺激の発生も完全に途絶えている状態です。

　危険度 MAX です !!!

対応

▪速やかに心肺蘇生が必要です。助けを呼んで直ちに心肺蘇生を開始します。

※心静止（asystole）では除細動器は使用できません。除細動器はその名の通り「細動を取り除く」機器、つまりは VT や VF などの細動（痙攣）を除くために、あえて心臓にダメージを与えるという荒療治なのです。心静止の状態では痙攣はなく、そこに除細動器でダメージを与えてしまっては、ただ心臓を傷つけて終わってしまうのです。

夜勤中の当直医への報告

▪一刻も早い医師への報告が必要です。

　報告例

　「急変です。患者が心肺停止状態です。すぐに来てください。」

1-4 無脈性電気活動（PEA）診断名

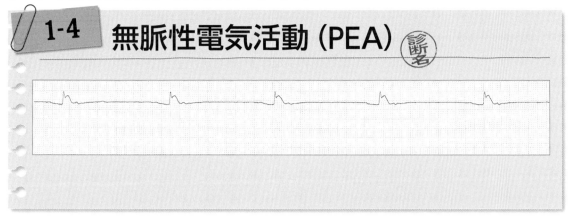

危険度 ▶▶▶ [大]

判読のポイント

＊何らかの波形を有するが、心拍出はされておらず、脈として成立していない。

特徴

刺激伝導系の電気刺激の発生があっても、有効な心筋収縮が得られずに心拍出が行われていない心停止の状態です。ただし、心室細動、無脈性心室頻拍は PEA には含めません。直ちに心肺蘇生を開始しなければならない状態です。**危険度 MAX です!!!**

PEA の原因としては様々ありますが、循環血液量減少、低酸素血症、心タンポナーデ、薬物過量投与、アシドーシス、緊張性気胸、高／低カリウム血症、急性心筋梗塞、低体温、肺塞栓などが代表的な原因としてあげられます。

対応

▪心停止の状態なので速やかに人を集めて心肺蘇生を開始します。心拍再開後も、原因の除去を速やかに行う必要があるので、原因検索と原因に対する治療の開始が必要です。

※PEA でも除細動は使用できません。理由は心静止（asystole）と同様です。痙攣性の心停止ではありませんので、心臓にダメージを与えてしまっては、回復の可能性を絶ってしまうことになるからです。

夜勤中の当直医への報告

▪直ちに当直医に連絡する必要があります。

報告例

「急変です。○○号室にいる○○先生の患者さん○○さんが PEA です。至急来てください。」

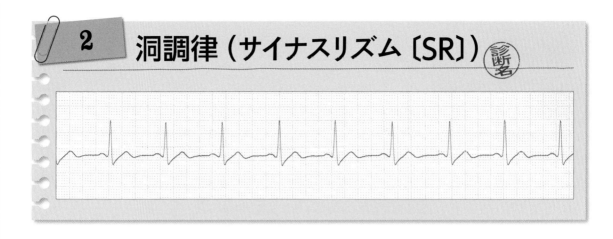

2 洞調律（サイナスリズム〔SR〕）診断名

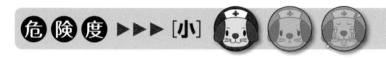

危険度 ▶▶▶［小］

✏判読のポイント

＊P 波がある。
＊P 波に続いて QRS 波がある（0.12 秒≦ PQ ≦ 0.2 秒）。
＊RR 間隔が一定である。

✏特徴

　　洞結節の自動能により発生した刺激による正常な刺激伝導系での基本波形です。P 波の後に QRS 波、T 波と続きます。洞調律のなかでも、60~90 回 / 分の調律のものを正常洞調律（ノーマルサイナスリズム〔NSR〕）と呼びます。

✏病棟にたとえると

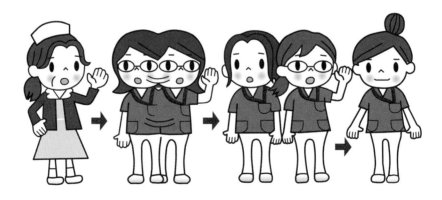

　　刺激伝導系の洞結節は病棟師長に当たります。房室結節は主任、右脚・左脚（左脚前枝・左脚後枝）はチームリーダー、プルキンエ線維はスタッフに例えることができます。師長（洞結節）の指示を主任（房室結節）が受けます。主任（房室結節）はその指示を、ヒス束という伝達路を

通して各チームリーダー（右脚・左脚）に伝えます。各チームリーダー（右脚・左脚）は受けた指示をスタッフ（プルキンエ線維）に伝達してスタッフ（プルキンエ線維）が現場で指示を実行します。このように NSR は正常に運営されている病棟にたとえることができます。

✏️ 対応

- 正常洞調律（NSR）であれば、不整脈としては特に対応の必要はありません。
- もともとの心拍数と明らかに変化のある徐脈や頻脈が続く場合は速やかに主治医への報告が必要です。

✏️ 夜勤中の当直医への報告

- 必要ないでしょう。
- 安静時における基本の心拍数が上昇したり下降したりして、それに伴い全身状態やバイタルサインに悪化の徴候や異常が出現した際は速やかに当直医に報告してください。

📎 関連心電図

➡ **どちらも洞調律（SR）に見えるけど、波形はなんだか違います。何が違うのか教えて！**

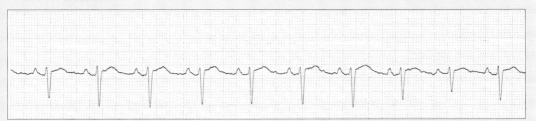

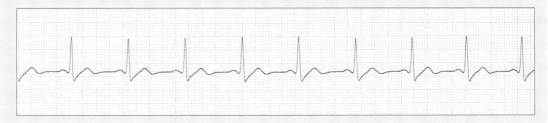

　教えてノートで意外と「教えて投稿」が多いのが、実は洞調律です。投稿者の多くは、洞調律だとは思うのだけど・・・。なんだかこっちの患者とは波形が違う。大きさが違う。それは何が違うの？？　という疑問をもつようです。モニター波形を見る限り、何か波形の違いがあるような気がするけれど、何かを読みとろうとしても答えが出ないというパターンのようです。

　答えは「どちらも正常洞調律（ノーマルサイナスリズム［NSR］）」です。波形の違いは人の違いです。1 人ひとり顔も体型も違うように同じように電極を貼っても波形は異なるものです。同じ患者に装着しても、電極の場所が数 cm ずれただけで波形は大きく変わることもあります。

　波形を読む時に重要なことは、①洞調律であるかどうか、②調律が整か不整か、③洞調律でないのなら何らかの不整脈かどうか、④QRS 波が通常幅（narrow）か幅広（wide）かを見極めることです。

3 洞性頻脈 診断名

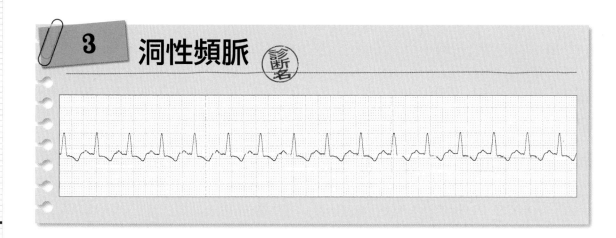

危険度 ▶▶▶ [小]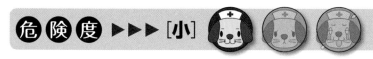

✏️ 判読のポイント

＊P波がある。

＊P波に続いてQRS波がある（0.12秒≦PQ≦0.2秒）。

＊RR間隔が一定である。

＊心拍数が100回/分を超える頻脈である。

✏️ 特徴

　　波形はP-QRS-Tの正常波形です。刺激伝導も正常洞調律と同様の伝導をします。洞結節から出される刺激が頻回になり頻脈になっています。健常者においても、労作時や、興奮時、緊張時などの交感神経興奮が亢進した際には頻脈になります。こうした反応は正常な反応ですが、一方で安静時においても頻脈を認める際には何らかの異常がある場合がほとんどです。脱水、出血、発熱、心不全、甲状腺機能亢進症、薬剤の影響などによって異常な洞性頻脈が見られることがあります。こうした異常な状況での洞性頻脈の継続は、しばしば心不全発症や心不全増悪の原因になります。

✏️ 病棟にたとえると

　　師長（洞結節）から出る指示がいつもよりも速い状態です。速い指示を出して対応しなければ現場が機能しない場合に、師長（洞結節）が状況にあわせた指示を出している状態といえます。主任（房室結節）以下も現場を機能させる

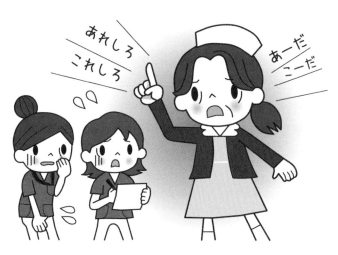

JCOPY 498-07681

ために、いつもよりも速い師長の指示に必死に対応しています。たいていの場合は、片づけなければならない現場の状況が落ち着けば、師長（洞結節）の指示も通常のリズムに戻ります。

　しかし、異常な状況（甲状腺機能亢進、脱水、出血など）では、師長（洞結節）から長時間にわたって速い指示が出つづけます。いつまでも続く速すぎる指示に、やがて現場スタッフは疲れてしまい正常に仕事ができなくなってしまう（心不全）こともあります。

✏️ 対応

- 労作に反応している正常な洞性頻脈に対しては、対応の必要はありません。
- 何らかの原因を有する異常な洞性頻脈に対しては、早急の原因除去を行う必要があります。

✏️ 夜勤中の当直医への報告

- 活動に伴う正常な反応の洞性頻脈では報告の必要はないでしょう。
- 活動状況に変化がないにもかかわらず徐々に基本の心拍数が上昇している場合は何らかの異常が発生している可能性が高いです。速やかに当直医に報告するようにしてください。

報告例

　「患者さんの循環動態悪化の報告です。○○号室にいる○○先生の患者さん○○さんですが、安静臥床を守っていますが、基本の心拍数が 70 台であったものが 100 台に上昇しています。昨日心不全で入院し、本日までは自覚症状もなく血圧も脈拍も安定して経過していましたが、18 時くらいから徐々に心拍数が上昇しています。現在は血圧も安定せずに患者自身からも呼吸困難の訴えがあります。心不全の増悪など頻脈を呈する何らかの異常が発生している可能性がありますので診察のうえで指示をお願いします。」

報告は SBAR で！！！

　みなさん、医師への報告ってためらいませんか？「これって報告すべき？」「様子見ちゃっていいかな？」「報告してもなんか怒られたらヤダな‥‥」。いろいろなことが頭をよぎりますよね。報告が苦手な人は、報告の方法を理解するとよいかもしれません。

　看護師「先生。○○さんが頻脈です。」➡医師「とりあえず様子見といて。」‥‥様子見といてっていわれたけど、なんだか患者さん苦しそうだし、かと言ってもう一度は先生に連絡しにくいし‥‥なんてことはよくあると思います。この事例も含めた多くの似たような場面で問題なのは、報告の方法です。この事例では、状況のみを報告しています。これでは報告を受けた医師も、緊急性があるのかないのかわかりませんので、報告した看護師の口調に緊急性を感じなければ「様子見て」と伝えてしまうことが多いでしょう。

　では、正しい報告とはなんでしょうか？　それは、状況（Situation）、患者背景（Background）、判断・考え（Assessment）、提案・依頼（Request・Recommendation）の流れに沿っての報告です。それぞれの頭文字をとって SBAR（エスバー）と呼ばれています。

　先ほどの頻脈の例であれば、

S（状況）：患者さんの循環動態悪化の報告です。○○号室にいる○○先生の患者さん○○さんですが、安静臥床を守っていますが、基本の心拍数が 70 台であったものが 100 台に上昇しています。

B（背景）：昨日心不全で入院し、本日までは自覚症状もなく血圧も脈拍も安定して経過していましたが、18 時くらいから徐々に心拍数が上昇しています。

A（考え）：心不全の増悪など頻脈を呈する何らかの異常が発生している可能性がありますので、

R（依頼）：診察のうえで指示をお願いします。

といった報告が理想的です。SBAR に沿った報告を受ければ、医師も適切に対応できますし、何より患者さんのためになります。

JCOPY　498-07681

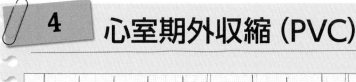

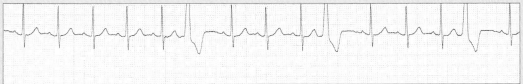

危険度 ▶▶▶ [小]

✏️ 判読のポイント

＊本来より早いタイミングで幅の広い QRS 波と QRS 波の逆方向への T 波が出現する。

＊基本調律は SR のことも AF のこともある。

✏️ 特徴

　正常な洞結節での刺激より早いタイミングで心室内に異常な刺激が発生して、その刺激が心室内に伝導していきます。心房収縮よりも先に心室が収縮するために P 波は隠れてしまって確認できません。また、刺激が出た方の心室が先に収縮し、その後反対側の心室が収縮するため、2 段階収縮のようになることで wide QRS 波になります。心電図上では大きな波形で出ますが、決して収縮力が大きいわけではありません。むしろ、タイミングが早いことと、2 段階収縮で有効な血液拍出にならないのです。単発のものは健常者でも発生することがあります。心房期外収縮と同様に、たいていは同じ場所から異所性刺激が発生します。発生の仕方や連続性により緊急性が異なります。

✏️ 病棟にたとえると

　師長（洞結節）はいつも通りに指示を出し続けていますが、指示を待たずに部屋持ち看護師が自己判断で動いた状態です。師長（洞結節）や主任（房室結節）はその行動に気が付いておらず、いつも通りの仕事をしていますが、現場では自己判断で動いた部屋持ち看護師の動きに引っ張られるように、ほかのスタッフもそれに続いて動いてしまいます。そのせいで、タイミングは少し早いですが、全部屋持ちスタッフに伝達するには少し時間がかかってしまいます（幅の広い QRS 波）。師長は横やりには気が付かずに指示を出し続けていますので、次からはいつも通りのリズムの病棟運営に戻っています。

✏️ 対応

- 単発のものに対しては経過観察のみで、特別な対応を要しないことが多いです。
- 基礎疾患にもよりますが、多形性のものや 2 連発が続くものは注意が必要です。3 連発以上のものや R on T では、致死的不整脈の引き金になることも多いため、速やかな報告が必要です（関連心電図参照）。

✏️ 夜勤中の当直医への報告

- 基礎疾患のない単発のものについては報告の必要はないでしょう。

    報告例

    「○○先生が診ている○○号室の○○さんですが、先ほどから PVC の頻発や 2 段脈が続いています。心筋梗塞治療後であり、致死的不整脈への発展の可能性もあります。一度診察をお願いします。」

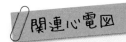
関連心電図

　心室期外収縮（PVC）は出現の仕方によっていくつかに分類されています（Lown 分類）。この分類では１は問題がなく、５に向かうにつれて危険度が増していきます。

1	散発性	29個以下 / 時間
2	多発性	30個以上 / 時間
3	多形性	形の違うPVCが2つ以上出現する
4	a. 2連発	PVCが続けて2つ出現する
	b. 3連発以上	PVCが続けて3つ以上出現する（RUN）
5	R on T	前の波形のT波に重なるようにPVCが出現する 特殊な心室頻拍（Torsades de Pointes〔TdP〕）に移行しやすい

➡ 多形性

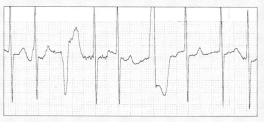

➡ 2連発

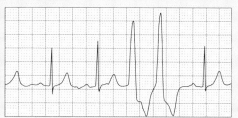

➡ 3連発（short RUN）

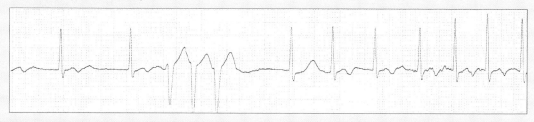

➡ R on T

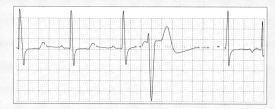

心室期外収縮の中でも危険度の高いものです。心室期外収縮が、直前のT波に乗っています。T波は心室不応期で心室収縮が抑制される時期です。そのタイミングで心室期外収縮が発生することが、Torsades de Pointes（TdP）と呼ばれる危険な心室頻拍の引き金になることがあります。

心室期外収縮（PVC）

5 心房期外収縮（PAC）

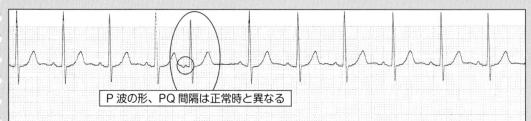

P波の形、PQ間隔は正常時と異なる

危険度 ▶▶▶ [小]

📝 判読のポイント

＊基本のリズムが洞調律である。

＊予定しているP-QRS-T波よりも早いタイミングでP-QRS-T波が出現する。

＊早いタイミングで出現したQRS波は本来のQRS波とほぼ同じ波形であることもあるが、異なることもある。

＊よく見るとP波の形とPQ間隔が通常の調律の時と違う形である。

📝 特徴

　　正常な洞結節での刺激より早いタイミングで心房内に異所性刺激が発生して、その刺激が房室結節以下に通常と同様に伝導していきます。そのため、QRS波の形は正常波形とほぼ同様の形を呈することが多いです。緊張や疲労の蓄積などで健常者でも発生することはよくあります。心疾患や、肺疾患がある患者では発生頻度も高いです。たいてい、心房に障害されている部位があると、その周辺の同じ場所から異所性刺激が発生します。障害部位周辺の組織で興奮性が高まると2段脈のかたちになることもよくあります。心房期外収縮（PAC）自体は早期収縮になるため、心室拡張がしっかりされないままに心室が収縮します。それにより、血圧として有効にならないことがあります。よって、2段脈が続く場合などは実際の心拍数の半分しか血圧が発生せずに有効な循環を得られないこともあるので注意を要します。

📝 病棟にたとえると

　　師長（洞結節）が指示を出すその前に、少し早いタイミングで師長に代わって1回だけ誰かが横やりを入れた状態です。主任（房室結節）は横やりの指示をそのまま受けて、部下に伝達します。よって、ヒス束以下の動きはタイミングこそ少し早まりますが、内容はいつも通りの仕事です。師長は横やりには気が付かずに指示を出し続けているので、次からはいつも通りのリズムの病棟運営に戻っています。

✏️ 対応

- 単発のものに対しては特に対応の必要はありません。
- 2段脈が続いて血圧低下や動悸、めまいなどの自覚症状を呈する場合は速やかにバイタルサインと一般状態を観察して医師への報告をする必要があります。

✏️ 夜勤中の当直医への報告

- 単発のものや、持続しない2段脈では必要ないでしょう。
- 緊急性は低いですが、前述のように自覚症状を呈する場合や循環動態の変化を伴う場合は当直医への報告が必要です。

報告例

　「○○先生が診ている○○号室の○○さんですが、先ほどから心房期外収縮（PAC）の頻発や2段脈が続いて、動悸・めまいの症状を訴えています。血圧低下も見られております。以前、心房期外収縮（PAC）を契機に発作性心房細動を起こした経緯もありますので、診察をお願いします。」

📎 関連心電図

➡️ 心房期外収縮（PAC）2段脈

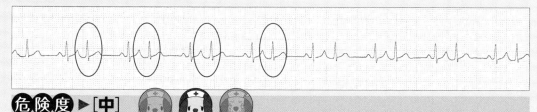

危険度 ▶ [中]

　2拍に1回期外収縮が出るものを2段脈といいます。心房期外収縮発生部位の興奮性が高い状態では、このような2段脈の形になることも少なくありません。

　2段脈で注意しなければいけないのは、期外収縮の際に脈が触れないことがあるということです。そもそも期外収縮では、心室がしっかり拡張する前に収縮が起きるので心室は効果的に血液を送り出せません。そのために脈が触れないことがあるのです。その場合は心拍数が正常でも実際に脈として触れるのは心拍数の半分になります。循環動態が悪化することもあるので注意が必要です。

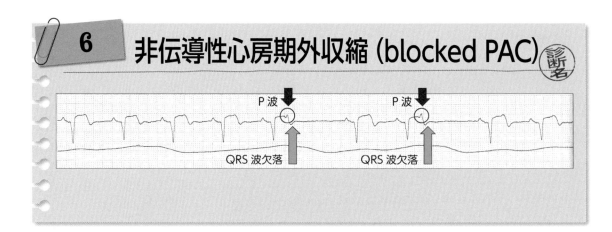

6 非伝導性心房期外収縮 (blocked PAC)

診断名

❸
診
断

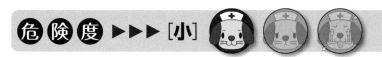

危 険 度 ▶▶▶ [小]

判読のポイント

＊基本調律が洞調律である。

＊RR 間隔が延びる。

＊よく見ると RR 延長の T 波上に P 波を認める。

＊T 波上に認めた P 波に続く QRS 波が出現していない。

特徴

　洞調律に心房期外収縮（PAC）が発生しています。心房期外収縮の発生するタイミングが心電図上ではちょうど T 波にかぶっています。そもそも T 波というのは心室収縮した心筋が拡張に向けて回復する過程を表しています。呼吸でいうなら息を吐き切ったあと、息を吸い込む直前の状態です。このタイミングでさらに息を吐くことは困難です。心臓も同じで収縮した直後に拡張することなくさらに収縮することは困難です。もしその時期に収縮するように刺激が発生したとしても、それに反応して収縮しないような安全機能が備わっています。それを不応期といいます。つまり、T 波は心室不応期を表しています。心室不応期なので心房期外収縮が発生した場合、心房は収縮可能です。しかし、心室不応期のため心室は心房に続いて収縮することができません。そのため QRS 波が欠落します。このように心房期外収縮出現のタイミングが心室不応期に当たってしまったことで心室への刺激伝導が遮断されて P 波だけが出現するのです。

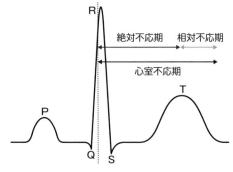

図3-2 心室不応期

JCOPY 498-07681

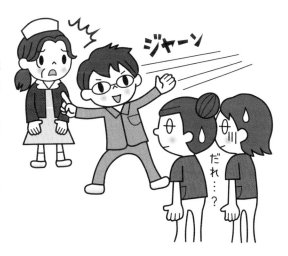

病棟にたとえると

　病棟スタッフ（プルキンエ線維）まで刺激が行き、病棟スタッフが現場でその指示を実行して次の指示に備える前に、師長（洞結節）以外の誰かが突然指示を出しました（心房期外収縮）。現場のスタッフはまだ次の指示に対応する準備ができていません。そのため、指示がチームリーダー（右脚・左脚）以下に伝達されずに現場スタッフが動くことができなかった状態です。

対応

- 非伝導性心房期外収縮（blocked PAC）の後には通常の洞調律に戻るので基本的には経過観察でよいと考えます。しかし、時に非伝導性心房期外収縮が2段脈になることも少なくありません。その場合は心拍数が半分近くに低下します。もともとの心機能が低下している場合などはそれを契機として急激に状態が悪化することもあるので、バイタルサインと全身状態の観察をしたうえで主治医には報告しておくべきでしょう（関連心電図参照）。

夜勤中の当直医への報告

- 単発のものであれば特に報告の必要はないでしょう。
- 2段脈により心拍数が低下して循環動態の悪化を認める場合には当直医への報告を要します。

　報告例

　「○○号室にいる○○先生の患者さん○○さんですが、先ほどから非伝導性心房期外収縮の2段脈により心拍数が著しく低下してHR 30程度の徐脈が続いています。動悸と呼吸困難の訴えもありますので、診察をお願いします。」

治療法

- 一般的に経過観察とすることが多いです。
- 頻発する場合に心房期外収縮を抑制するために抗不整脈薬を使用する場合もあります。

関連心電図

➡非伝導性心房期外収縮（blocked PAC）の2段脈

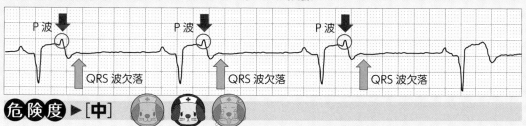

危険度 ▶[中]

非伝導性心房期外収縮が2段脈になることで徐脈になっている状態です。

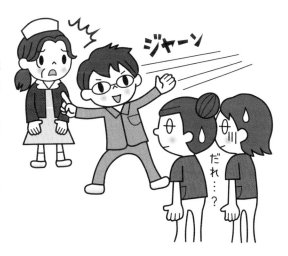

7 心室内変行伝導 診断名

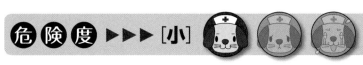

よく見ると心房期外収縮のP波を認める。その後に幅の広いQRS波が出現している。

危険度 ▶▶▶ [小]

2段脈が持続する場合は…… [中]

判読のポイント

＊wide QRS波の上室期外収縮である。
＊基本調律がSRの場合は、よく見るとwide QRS波の直前T波上にP波を認める。

特徴

　　非伝導性心房期外収縮では心室不応期の影響でQRS波が欠落していました。T波における心室不応期は、絶対不応期と相対不応期（☞ p.56 図3-2 参照）に分けられます。T波前半部分は絶対不応期であり、ここにQRS波出現のタイミングが出現するとQRS波は欠落して非伝導性心房期外収縮になります。しかし、T波後半部分は相対不応期と呼ばれており、ここでは右脚は不応期ですが、

関連心電図

➡心房細動に合併した心室内変行伝導

　　もともとの波形❶は心房細動であることがわかります。❷の波形後半から徐々にQRS波が幅の広い形に変化してきています。心房細動なので、期外収縮ではありませんが、頻脈に伴い、QRS波出現のタイミングが前の波形のT波（相対不応期）に乗ってしまっているために右脚伝導がブロックされてしまい、このような変行伝導の頻脈になるのです。

　　前述しましたが、心室頻拍（VT）との明らかな違いはRR間隔に規則性がないことです。また、心室頻拍であれば突然まったく違う波形、違う調律になりますが、この波形では徐々に幅の広いQRS波になり突然の調律変化は認めません。

❶　　　　　　　　　　　　　　　　　　　　❷

JCOPY 498-07681

左脚は不応期を脱しています。したがって、この部分に QRS 波出現のタイミングがかぶさった場合には、右脚伝導はブロックされますが、左脚には刺激が伝導されます。左脚に伝導した刺激は、その後波紋のように右室側にも伝導していきます。ちょうど右脚ブロックと同じような刺激伝導様式になるのです。

　このように一見すると幅の広い QRS 波である期外収縮のため、心室期外収縮と思いがちですが、T 波上に P 波を伴う幅の広い期外収縮は心室内変行伝導であると考えられます。

　この心室内変行伝導は心房細動の際にも見られることがあります。心房細動では P 波を伴わないために、PVC との判別が困難になることも少なくありません。心室内変行伝導が連続することもあり、その時には VT との判別も難しくなります。

　心房細動で心室内変行伝導が連続する時にその判断基準としやすいのが RR 間隔の規則性です。心室内リエントリー（PSVT のリエントリー ［☞ p.70］ 参照）による VT であれば RR 間隔は規則的になりますが、心房由来の心室内変行伝導の場合、心房細動では RR 間隔が不整になります。

✏️ 病棟にたとえると

　非伝導性心房期外収縮の時には、タイミング早く誰かが出した横やりの指示にチームリーダー（右脚・左脚）が対応できずに現場が動けない状態でした。今回は片方のチームリーダー（右脚）はタイミングの早い指示に対応できずにいたのですが、もう片方のチームリーダー（左脚）はその指示に対応することができました。左脚チームが動いているのを見た右脚チームのメンバーも左脚チームに続いて動くことができた状態です。

✏️ 対応

- 単発で出現したものに対しては特に対応の必要はないでしょう。
- 2 段脈が続いたり、自覚症状のあるものに対してはバイタルサインの測定と一般状態の観察を行い主治医に報告するようにしてください。

危険度 ▶ [大] 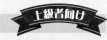　　　　　　　　　　　　　上級者向け

　心室頻拍ではないにしろ、脚ブロック型の wide QRS 波での心拍出は通常の心拍出と比べると有効な循環を得ることができません。しかもこれだけの頻脈なので、循環動態は著しく悪化します。場合によっては血圧が発生しないこともあります。つまり、この波形はかなり危険な不整脈であるといえます。

　心室頻拍なのか、そうでないのかの判断は重要ですが、それ以前に wide QRS 波の頻脈である時点でとにかく危険であると理解しましょう。

❸

夜勤中の当直医への報告

報告例

「○○号室にいる○○先生の患者さん○○さんですが、先ほどから心室内変行伝導を伴う2段脈が発生しています。それに伴って脈拍数が心拍数の半分になっており、患者さんが動悸・めまいと吐き気を訴えています。一度診察をお願いします。」

治療法

- 一般的に経過観察とすることが多いです。
- 心室内変行伝導を伴う2段脈や心房期外収縮が続く場合には、心房期外収縮を抑制するために抗不整脈薬を使用したり、レートコントロールのためにβ遮断薬、ジギタリス製剤、ベラパミルを使用することもあります。

コラム 考える前にホウ（報告）・レン（連絡）・ソウ（相談）！

　頻脈を伴う心室内変行伝導は、時にVTとの判別に悩むことがあります。しかし、波形が何であるのかということにとらわれて、患者のアセスメントが抜けるのはよくありません。wide QRS波の頻脈を見たら、まずはベッドサイドに駆けつけて患者の状態を確認することが大切です。当然、脈が触れず意識がなければ蘇生処置が必要になります。

　異常波形を見たら、波形の診断にばかり気を取られず、患者の状態のアセスメントを第一にして、速やかに異常を医師に報告することが重要です。

8 多源性心房頻拍（MAT）診断名

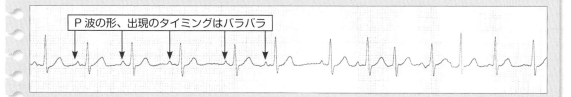

P波の形、出現のタイミングはバラバラ

危険度 ▶▶▶ [小]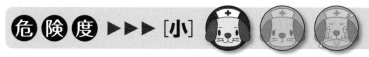

循環動態が不安定な頻脈は……[中]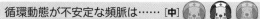

判読のポイント

＊それぞれの QRS 波の前に異なる形の P 波が異なるタイミング [PQ 間隔] で見られる。

＊RR 間隔が不整である。

特徴

　通常、心房期外収縮は 1 カ所から出現します。その場合、出現するタイミングは毎回同じです。期外収縮ごとの P 波の形も毎回同じです。しかし、多源性心房頻拍（MAT）では心房内の多くの場所からそれぞれ異なるタイミングで期外収縮が出現します。期外収縮は予定されている次の洞調律のリズムより早いタイミングで出現するものです。それが多源性に無秩序に近い状態で出現するために、一見すると心房細動にも見える不整の頻脈になります。

　多源性心房頻拍は心房の負荷がかかっている患者に多く見られ、進行するとしばしば心房細動に移行します。

病棟にたとえると

　心房細動の時の状態に似ていますが、師長（洞結節）と主任（房室結節）の間に割り込んで師長の指示を遮る人の数は心房細動と比べると少ないです（数人〜 10 数人）。師長（洞結節）も常に自分の指示をかき消されるわけではないために指示は出し続けています。師長（洞結節）と主任（房室結節）の間に割り込んで出された指示は、ほとんどが主任（房室結節）以下に伝達されてしまいます。数人以上がバラバラに思いのままに出す指示なので、リズムは不整であり、指示の頻度も多くなります。現場はそれにこたえるのが大変な状況です。

✏️ 対応

- 頻脈や脈が欠落することによって循環動態の悪化が起こることもあります。症状がある場合には、安静を保持してバイタルサインと全身状態の観察を行う必要があります。頻脈が続いたり、循環動態の悪化を認めたりする場合には速やかな医師への報告を要します。

✏️ 夜勤中の当直医への報告

- 心拍数が安定していて、循環動態の悪化や自覚症状がない場合は翌日に主治医に報告でよいでしょう。
- 明らかな循環動態の変化や自覚症状を認めた場合は報告が必要です。

  報告例

  「○○号室にいる○○先生の患者さん○○さんですが、多源性心房頻拍に伴うものと思われる著明な頻脈と血圧低下を認めます。呼吸困難や胸部不快感の自覚症状も訴えていますので診察をお願いします。」

✏️ 治療法

- 頻脈に対してのレートコントロールでジギタリス、ベラパミル、β遮断薬などが使用されることがありますが、心収縮力低下などの陰性変力作用には注意する必要があります。

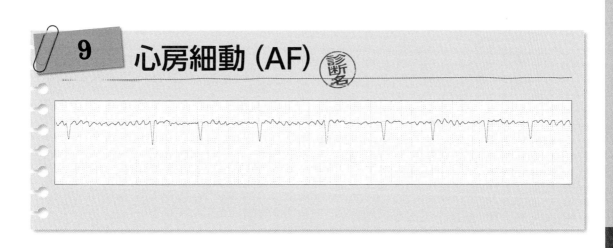

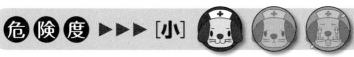

循環動態の悪化する頻脈では……[中] 　　発作性心房細動（PAF）では……[中]

✎ 判読のポイント

＊P 波が見られない。

＊RR 間隔が全てにおいて不整である（絶対不整脈）。

＊基線に細動波を認める（はっきり見えないこともある）。

✎ 特徴

　　洞結節の自動能とは別に、心房内のいたるところ（主に肺静脈周囲）で 400 ～ 600 回 / 分の痙攣刺激が発生している状態です。刺激の全てが房室結節以下に伝わるわけではなく、房室結節がある程度の刺激を間引きしてヒス束以下に伝達します。もともと不規則な心房内の痙攣刺激を間引きするため、ヒス束以下に伝導するリズムは完全な不整脈リズムになってしまいます。心房細動（AF）は洞調律（SR）に比して頻脈になりやすい特徴があります。心房内は痙攣状態で収縮しないため、心房内血流が滞ります。抗凝固薬などの対策を講じないと左房内血栓を生じます。この血栓が何かのはずみで血流に乗ると、脳塞栓症などの重篤な合併症を引き起こします。

　　加齢とともに心房細動の有病率は増加し、欧米においては 80 歳以上で 10％に達します。我が国においては、欧米と比べて有病率は低く、80 歳以上で 3 ～ 4％です。

✎ 病棟にたとえると

　　師長（洞結節）と主任（房室結節）の間で師長（洞結節）の指示を遮るように隣の師長、上の階の師長、下の階の師長、隣の病棟の主任、上の階の主任、下の階の主任、ベテランナース、事務職員、清掃員、ヘルパーさんなど、本来指示を出すべき役割でない人々が無秩序に指示（400 ～ 600 回 / 分）を出している状態です。師長（洞結節）は自分の指示を全て遮られてしまっているために、指示を出すのをやめてしまっています。無秩序に出された指示が全て現場に届いてしまうと、

現場はパニックになってしまいます。そこで、主任（房室結節）が本当に必要と思われる指示だけを選んで部下に伝達している状態です。主任（房室結節）は規則的に適当数の指示を選ぼうと努力しますが、そもそも 500 回 / 分に近い無秩序な指示であるために、どうしてもリズム不整のある早い指示伝達になってしまうのです。

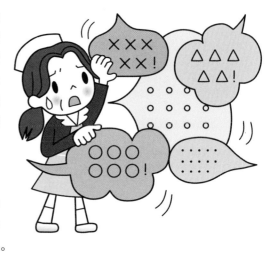

✎ 対応

- 基本調律が心房細動の患者であれば、心拍数のコントロールや血栓予防がされていることが多いので、あらためて対応することはありません。
ただし、基本が心房細動でも、通常のリズムより頻脈が続いたり、徐脈が続いたりするケースでは主治医への報告と対応が必要です。
- また、**発作性心房細動（PAF）** といって、もともと洞調律であった人が心房細動になった場合は抗凝固薬などの血栓対策がされていないためその対策が必要になることがあります。洞調律であった時と比べて頻脈や血圧低下などの循環動態の低下が見られることが多いため、バイタルサインを測定して安静を促すことが必要です。循環動態の変化に伴って様々な症状が出てきますので、それぞれの症状に対して対応が必要です。

✎ 夜勤中の当直医への報告

- もともと心房細動の場合は循環動態の変化がなければ必要ありません。
- もともと心房細動でも、明らかな循環動態の変化を認めたら直ちに報告が必要です。
- 洞調律の人が心房細動になった場合（発作性心房細動〔PAF〕）で、循環動態変化が見られれば直ちに報告が必要です。

    報告例

    「患者さんの循環動態悪化の報告です。○○号室にいる○○先生の患者さん○○さんですが、**発作性心房細動（PAF）を起こしました。著明な頻脈と血圧低下を認めます。明らかに状態悪化しておりますので、診察をお願いします。**」

✎ 治療法

- 頻脈に対してのレートコントロール
- ジギタリス、β遮断薬、ベラパミルなどが使用されますが、心収縮力低下などの陰性変力作用には注意する必要があります。
- 徐脈に対してはペースメーカーを要することもあります。
- 心房細動（AF）が続く場合はヘパリン点滴や抗凝固内服薬を導入します〔ワルファリン、DOAC（ダビガトラン【プラザキサ®】、リバーロキサバン【イグザレルト®】、アピキサバン【エリキュース®】、エドキサバン【リクシアナ®】など）〕。
- 血圧低下や循環動態の低下を招いている場合などは緊急で電気的除細動（カルディオバージョン）を行うことがあります。

JCOPY 498-07681

・根治治療としてカテーテルアブレーションを行うこともあります。

関連心電図

➡徐脈頻脈症候群

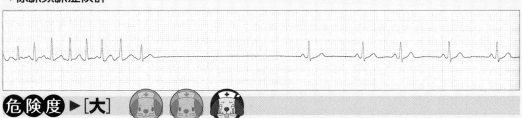

危険度 ▶[大]

　心房細動を認める不整脈の中でも危険度が高いものです。心房細動（AF）や心房頻拍などの頻脈から洞調律（SR）に戻る際に高度の徐脈や洞停止を認めます。アダムス・ストークス発作を認める場合も多く、直ちにペースメーカー挿入が必要になるものも多いです。

※詳細は徐脈頻脈症候群の項（☞ p.75）を参照

10 心房粗動（AFL）診断名

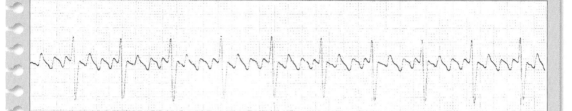

③
診
断

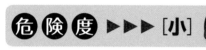 ▶▶▶ [小]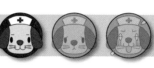

主治医が心房粗動を認識していない場合は…… [中]

心拍数が 150 前後、あるいはそれ以上のもの（2：1 心房粗動、1：1 心房粗動）は…… [大]

✏️ 判読のポイント

＊P 波は認めない。

＊RR 間隔が一定であることが多い。

＊基線に粗動波（のこぎりの刃様）を認める。

✏️ 特徴

　心房内で規則正しいリエントリー回路が発生し、300 回 / 分程度の粗動波が発生します。全ての刺激が心房内には伝導しますが、心室への伝導は房室結節が刺激を間引きするので、粗動波 4 回に 1 回か 2 回に 1 回刺激を伝導させる 4：1 心房粗動や 2：1 心房粗動になることが多いです。もともとの粗動波が規則的なリズムなので、間引き後の心拍数も極めて規則的な整脈になることが多いです。2：1 心房粗動の場合は 150 回 / 分程の危険な頻脈です。

　極めて稀ですが、全ての粗動波が心室に伝導する 1：1 心房粗動になると、心拍数がおよそ 300 回 / 分になります。

✏️ 病棟にたとえると

　管理職がクルクルと規則的に高速で動いてしまっている状態です。主任（房室結節）は部下に伝達すべき刺激だけを選んでヒス束を通してチームリーダー（右脚・左脚【左脚前枝・左脚後枝】）に伝導します。心房細動の時と違って、主任（房室結節）は規則的な動きの中から必要な指令を間引きするために、部下への指示伝達も規則的になることが多いです。

　主任（房室結節）の能力や興奮具合によって、伝導が早くなったり、遅くなったりすることがあります。

✐ 対応

- 4：1伝導の心房粗動の場合は経過観察をすることがほとんどです。2：1や1：1伝導の心房粗動では致死的になることがあります。その場合は循環動態と意識状態を観察して速やかに主治医に報告します。1：1伝導では心拍数が300回/分近くになり、ほとんどの場合は心室が空打ちして心停止状態なので速やかな心肺蘇生を開始する必要があります。

✐ 夜勤中の当直医への報告

- 4：1の場合は夜間帯での緊急連絡の必要はないでしょう。
- 2：1伝導以上の場合や、心房粗動発生によりバイタルサインの悪化徴候がある場合は速やかに当直医に報告してください。1：1伝導はほとんどの場合心室が空打ち状態になります。心拍が血圧として発生できない心停止の状態です。心肺蘇生処置と速やかな対応が必要です。

  報告例

  「急変です。○○先生が診ている○○号室の○○さんですが、心拍300回の頻脈で心肺停止（CPR）状態です。心肺蘇生開始しています。すぐに来てください!!」

✐ 治療法

- 2：1や1：1伝導をきたす症例では電気的除細動を行うこともあります。
- カテーテルアブレーションにより根治治療を行うこともあります。
- 薬剤療法としてβ遮断薬、ジギタリスなどによる心拍数のコントロールが行われたり、抗不整脈薬の投与が行われることもあります。

✐ 関連心電図

➡ 2：1心房粗動

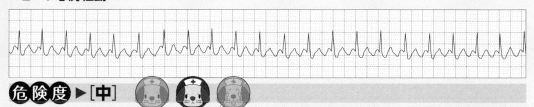

危険度 ▶ [中]

1：1の心房粗動の場合は…… [大]

　粗動波が2回に1回心室伝導しているものです。2：1や1：1の心房粗動では心電図モニターの波形だけで心房粗動（AFL）であるのか、発作性上室頻拍（PSVT）であるのかを確認することは困難です。12誘導心電図においても確認が困難な場合は、ATP（アデホス®）の静脈注射で房室伝導を数秒間停止させることがあります。PSVTの場合には数秒間基線がフラットになり洞調律に回復しますが、心房粗動では粗動波が残るので確定診断することができます。

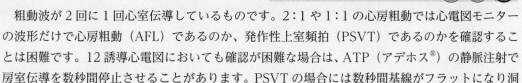

ATP（アデホス®）を使用して房室伝導を遮断したことで粗動波だけが確認できる

発作性上室頻拍（PSVT）

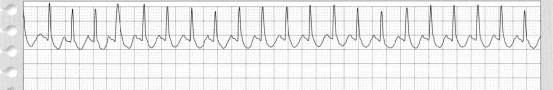

危 険 度 ▶▶▶［中］

✎ 判読のポイント

＊RR 間隔は一定であり、規則的な頻脈

＊洞調律から突然の頻脈になる。

＊QRS 波はいつも通りの幅の狭い QRS 波であり、洞調律の時とほぼ同じ幅になる。

＊頻脈に伴って ST 部分が低下することが多い。

＊リエントリーの発生経路によって、P 波が QRS 波の前に見えたり、QRS 波とかぶってしまったり、QRS 波の後に出たりする。

✎ 特徴

　　上室性にリエントリー回路が発生する（刺激がグルグル回る）ことで頻脈になります（リエントリー参照）。基礎疾患で WPW 症候群などをもっている場合には房室リエントリーを起こしやすくなります（関連心電図参照）。150 ～ 200 回 / 分の頻脈になり、心臓が空打ち状態に近くなることから一般的に血圧低下をきたします。もともと心機能が低下している場合はショック状態になることもあり、緊急的に対応を要することもあります。

　　心電図モニター上だけで発作性上室頻拍（PSVT）を確定診断することは困難で、特に 2：1 の心房粗動（AFL）との判別は難しいことが多いです。

　　ATP（アデホス®）を静脈注射することで房室結節以下の伝導を数秒間停止させると、心房粗動であれば粗動波が残り、発作性上室頻拍であればフラット波形になった後、洞調律に回復するので診断がつきます。

病棟にたとえると

　仕事に追われた師長（洞結節）であったり主任（房室結節）であったりが、まるで、犬が自分の尻尾を追いかけてその場でクルクルと高速で回転するように規則的な落ち着かない行動を始めているような状態でしょう。チームリーダー（右脚・左脚）はその動きに惑わされて、それが上からの指示であると受け止めて、同じように規則的な高速リズムでの仕事を余儀なくされている状態といえます。

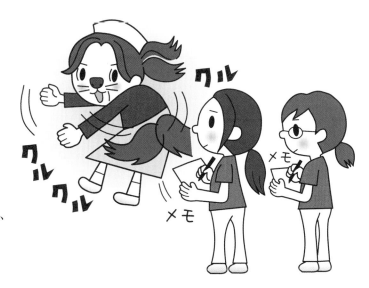

対応

- 意識状態の確認をしてください。意識がなく脈が触れないような場合はCPRが必要になることもあります。脈が触れる場合はバイタル測定と12誘導心電図の記録を速やかに行い主治医に報告します。息こらえなどの迷走神経刺激手技でおさまることもあります。
- 治療でATP（アデホス®）を使用する場合が多いので、あらかじめ準備しておくと速やかに対応できます。ATPを使用する際は12誘導心電図の記録設定をマニュアルモードに変更しておくと（通常はオートモードのことが多い）長時間の記録が可能になって、PSVTが治まった時の心電図波形を保存できます。

夜勤中の当直医への報告

- 短時間でおさまる場合もありますが、医師への報告はしておくのがよいでしょう。
- 持続性のものであれば緊急で基本調律に戻す必要があることがほとんどです。速やかに当直医に連絡してください。

報告例

　「○○先生が診ている○○号室の○○さんですが、PSVTと思われる頻脈により循環動態が悪化しています。緊急の処置が必要と思われますので診察をお願いします。」

治療法

- 薬剤治療としてATP製剤、ベラパミルなどが用いられます。
- 再発予防のための根治治療として、カテーテルアブレーションが行われることもあります。

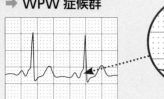

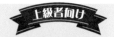

関連心電図

➡ **WPW 症候群**

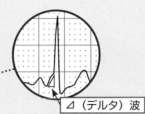

⊿（デルタ）波

「ケント束」と呼ばれる側副伝導路による⊿（デルタ）波を伴う QRS 波が特徴です。

通常であれば洞結節から出た刺激は、房室結節→ヒス束の経路をたどって心室に伝わります。しかし、WPW 症候群ではこの経路以外にケント束が存在します。ケント束を通って心室に刺激が伝わっているものが⊿波として心電図に現れます。

リエントリー

通常の刺激伝導である房室結節→ヒス束の経路において、刺激は心房から心室への一方通行しかできません。WPW 症候群に見られる側副路（ケント束）では、ある条件がそろうと心室の刺激が側副路を逆流して心房に到達してしまいます。その刺激はすぐにヒス束を通って心室に伝わり、側副路からすぐに刺激が逆流して心房に伝わるといったように刺激の高速回転が始まってしまうことがあります。

このように刺激が一部で回り続けてしまう現象をリエントリーといいます。多くの頻脈性不整脈の原因になります。WPW 症候群では側副路を介して心室と心房でのリエントリーが起こりますが、特徴の項で記した通り、WPW 症候群でない患者でも、その他の部位でリエントリー性の頻脈が発生することがあります。

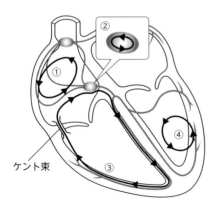

ケント束

①心房内リエントリー頻脈（AT）
②房室結節リエントリー頻脈（AVNRT）
③房室リエントリー頻脈（AVRT）
④心室頻拍（VT）

図3-3 リエントリー

JCOPY 498-07681

12 洞不全症候群 (SSS)

✎ 判読のポイント

＊波形的には洞調律であるが、徐脈を呈する（I型【洞性徐脈】）。

＊P波とQRS波が同時に抜ける（II型【洞停止または洞房ブロック】）。

＊頻脈と徐脈を繰り返す（III型【徐脈頻脈症候群】）。

✎ 特徴

　洞結節の機能低下をきたした病態の総称です。洞性徐脈をI型、洞停止または洞房ブロックをII型、徐脈頻脈症候群をIII型とするルーベンシュタイン分類が一般的な病態分類とされています。どの病態にも共通していえることは、洞機能が関連した徐脈による心不全症状やアダムス・ストークス発作に対応する必要があるということです。

　それぞれの病態については各項で説明します。

✎ 対応

▪ 徐脈によりアダムス・ストークス発作（心臓が原因で起こる失神発作）を起こしたり、または起こす可能性がある場合はペースメーカー挿入の対象です。特に、屋外活動の必要がある場合はアダムス・ストークス発作が致命的になりえるので、絶対的なペースメーカー挿入の適応です。ペースメーカー挿入がされていない場合はベッド上安静を保つ必要があります。

コラム　転倒事故！　実は不整脈では？

　徐脈に対する治療としてペースメーカーがありますが、その対象になる代表的な疾患が洞不全症候群と房室ブロックです。これらの徐脈性不整脈ではアダムス・ストークス発作を起こすことがあります。自動車事故、駅や階段での転落事故の一因とも考えられています。このような徐脈性不整脈は、入院中に発見されることが少なくありません。

　入院患者の徐脈性不整脈を見抜くことは医療従事者としての責務であると考えます。いかに徐脈性不整脈を発見できるかが、患者の命を救うことにつながるのです。

12

洞不全症候群（SSS）

12-1 洞性徐脈

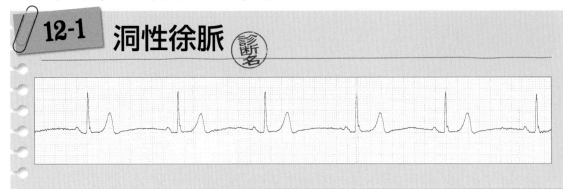

危険度 ▶▶▶ [小]

急激な発症の著しい徐脈の場合は……[中]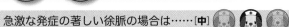

判読のポイント

＊P 波がある。

＊P 波に続いて QRS 波がある（0.12 秒 ≦ PQ ≦ 0.2 秒）。

＊RR 間隔が一定である。

＊洞調律であるが、60 回 / 分未満の徐脈

特徴

　　波形としては単純に洞調律の徐脈です。発生の原因としてはいくつかのものが考えられます。病的なものもありますし、それ以外に、日常的に運動習慣がある人の場合にも見られます（いわゆるスポーツ心臓）。病的なものや治療を要するものとしては、洞機能不全によるもの以外にも、冠動脈イベントによるもの、加齢によるもの、自律神経変化によるもの、甲状腺機能低下によるもの、薬剤によるものなどがあります。

対応

▪ 無症状のものに対しては特別な対応は必要ありませんが、自覚症状を有するものや心不全症状のような合併症状が出現しているものに対しては何らかの対応を要します。原因がはっきりしているものに対しては、まず原因の除去を行います。持続する徐脈により心不全症状を呈しているものは植込み型ペースメーカーの適応になることもあります。

夜勤中の当直医への報告

▪ 心不全症状が出現したり、何らかの自覚症状を訴える場合は報告を要します。

　報告例

　　「○○先生が診ている○○号室の○○さんですが、徐脈によるものと思われる心不全症状が出現してきています。一度診察をお願いします。」

治療法

▪ 薬剤ではアトロピンなどが使用されます。薬剤に反応性がない場合は一時ペースメーカーを留置することもあります。

▪ 場合によっては植込み型ペースメーカーの適応です。

12-2 洞停止 診断名

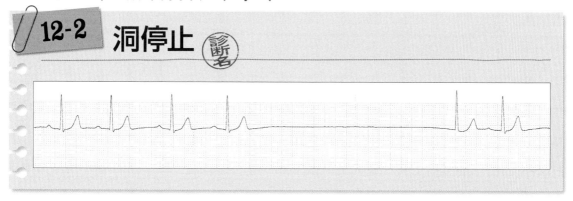

危険度 ▶ ▶ ▶ ［大］

判読のポイント

＊一定間隔 P 波と QRS 波が出現しない。

特徴

　　洞結節そのものが刺激を発しないものを洞停止といいます。この間、心臓はまったく収縮しません。心静止の状態です。

　　洞停止に似たもので洞房ブロックと呼ばれるものがあります。これは、洞結節がカプセルに閉じ込められているような状態になり、洞結節からの刺激はありますが、それが心房に伝導されないことで心房が収縮しないものです。洞停止と洞房ブロックはあわせて洞不全症候群のⅡ型と分類されます。

　　両者の区別は困難なことが多いですが、2 回に 1 回ブロックが発生する 2：1 洞房ブロックの場合は心電図上の判別が可能です（関連心電図参照）。

　　洞停止はアダムス・ストークス発作を引き起こしますので注意が必要です。

対応

▪ 洞停止や洞房ブロックを認めた際は安静を保持して速やかにバイタルサインの測定を行います。
▪ 全身状態の観察も行い、速やかに主治医に報告する必要があります。

夜勤中の当直医への報告

▪ 一過性の 2：1 洞房ブロックで自覚症状や合併症がないものは日勤帯まで経過を見てもよいと思われます。
▪ 3 秒以上の洞停止に対しては緊急を要することもあるため速やかに当直医への報告を要します。
　報告例
　　「○○先生が診ている○○号室の○○さんですが、洞停止が出現してアダムス・ストークス発作を起こしています。緊急の対応が必要な状態であると考えますので、診察をお願いします。」

✏️治療法

- アダムス・ストークス発作を認める場合は植込み型ペースメーカーの適応になることがあります。
- 薬剤の影響による一過性のものに対しては、原因になる薬剤投与の中止や、一時ペースメーカーを使用することもあります。

📎関連心電図

➡2：1洞房ブロック

　P波とQRS波がセットで欠落します。洞房ブロックが起きている部分のRR間隔は正常なRR間隔の2倍の間隔になります。

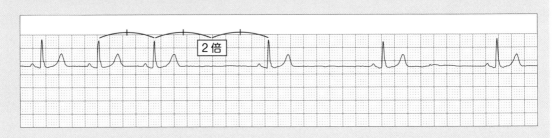

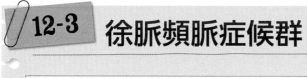

12-3 徐脈頻脈症候群 〔診断名〕

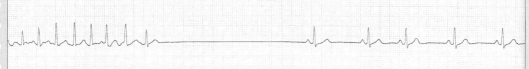

危険度 ▶▶▶［大］

判読のポイント

＊徐脈と頻脈を交互に繰り返す。

＊頻脈は心房細動や心房頻拍などが多い。

＊頻脈が停止した後に洞停止をきたす。

特徴

　心房細動や心房頻拍など、洞結節の自動能を超える刺激の発生により洞結節が休息してしまい（洞結節機能抑制）、頻脈停止時にすぐに洞結節が休息から回復しないために洞停止が起きたり、洞機能の回復が不十分なために徐脈になったりするものです。頻脈停止後の洞機能停止から洞機能回復までの時間（洞調律回復時間）が長い場合（通常4秒以上）はアダムス・ストークス発作を起こしますので注意してください。また、心不全の原因になることもあり大変に危険な不整脈です。

病棟にたとえると

　頻脈時には師長（洞結節）と主任（房室結節）の間で師長（洞結節）の指示を遮るように隣の師長、上の階の師長、下の階の師長、隣の主任、上の階の主任、下の階の主任、ベテランナースなどなど、本来指示を出すべき役割でない人々が無秩序に指示（400〜600回／分）を出します。師長（洞結節）は自分の指示をかき消されてしまっているために、指示を出すのをやめてしまっています（自動能停止）。心房細動の時と同様の事態です。ところが、無秩序に口出しをしていた人たちが突然に全員立ち去ってしまいます（心房細動が止まる）。突然のことに師長（洞結節）は休憩からすぐに戻ってこられません。主任やチームリーダー（房室結節以下）があわてて指示を出そうとしますが、どうしてよいかわからず茫然として指示を出せずにいます（洞停止）。やっと師長が戻ってきて指揮をとりはじめますが、すぐには動けずに調子が出ていない状態（徐脈）が続きます。やがて調子を取り戻した師長（洞結節）はいつも通りに指示を出すようになります。し

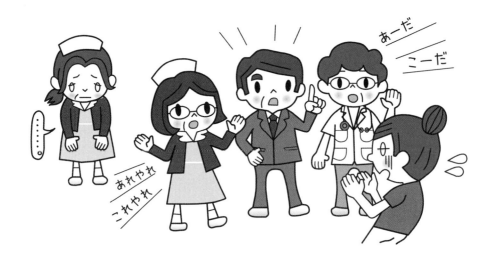

ばらくするとまた頻脈が始まります。これを繰り返している状態です。

対応

- アダムス・ストークス発作に伴う意識消失のリスクが高く、安静を保持する必要があります。頻脈時や徐脈時には循環動態が悪化することも多く、不整脈の安定化が図られるまではベッド上安静が必要です。
- 頻脈発作時にはバイタル測定と全身状態の観察を行い主治医に報告します。また、頻脈停止後の洞調律回復時間がどの程度であるかを計測して主治医に報告する必要があります。

夜勤中の当直医への報告

- 原則的に速やかな報告を要します。

  報告例

  「○○先生が診ている○○号室の○○さんですが、徐脈頻脈症候群に伴い7秒の洞停止が複数回出現しています。アダムス・ストークス発作も見られます。緊急対応を要する状態と考えますので、至急診察をお願いします。」

治療法

- 植込み型ペースメーカーの適応です。原因が明らかで、一時的に発生しているものに対しては、原因を除去し経過観察することもあります。

13 房室ブロック 診断名

特徴

　心房と心室の刺激伝導に何らかの異常が生じているものをいいます。房室ブロックの形態によってⅠ～Ⅲ度に分類されます。Ⅱ度房室ブロックはさらにウェンケバッハ型（モービッツⅠ型）とモービッツⅡ型に分類されます。モービッツⅡ型にはP-QRSの伝導比が3：1以上になる高度房室ブロックも含まれます。

　それぞれの分類に関する詳細は各房室ブロックの項を参照してください。

対応

- Ⅰ度房室ブロック、Ⅱ度房室ブロック（ウェンケバッハ型【モービッツⅠ型】）は原則的に経過観察です。
- Ⅱ度房室ブロック（モービッツⅡ型）、Ⅲ度房室ブロックは植込み型ペースメーカーの適応です。
- 詳細は各項を参照してください。

13-1 Ⅰ度房室ブロック 診断名

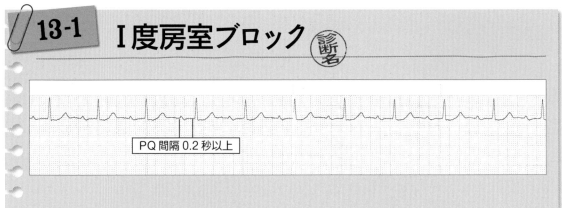

PQ 間隔 0.2 秒以上

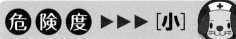

危険度 ▶ ▶ ▶ [小]

判読のポイント

＊P 波がある。
＊PQ 間隔が 0.2 秒以上になって QRS 波が出る。
＊PQ 間隔は毎回一定である。

特徴

　洞結節から出た刺激が心室に達するのが遅延する状態です。多くは房室結節での刺激伝導に何らかの異常があることが原因です。一見正常波形に見えますが、よく見ると PQ 間隔が 0.2 秒以上あります。心房収縮から心室収縮までの時間は遅延することになりますが、循環動態には大きな影響は見られません。

病棟にたとえると

　病棟師長（洞結節）からの指示を主任（房室結節）が下に伝えるのにもたついている状態といえるでしょう。しかし、主任は師長からの指示をしっかり整理した後に確実に部下に伝達するので、問題になることはほとんどありません。

対応

▪特に対応の必要はありませんが、房室結節での伝導障害の原因として自律神経系の異常が原因であることがありますので、原因の除去に対して対応することはあります。

夜勤中の当直医への報告

▪報告の必要性はないでしょう。

JCOPY 498-07681

13-2 Ⅱ度房室ブロック 診断名

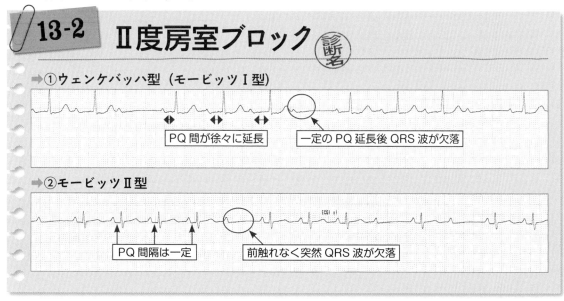

➡①ウェンケバッハ型（モービッツⅠ型）

PQ間が徐々に延長　一定のPQ延長後QRS波が欠落

➡②モービッツⅡ型

PQ間隔は一定　前触れなく突然QRS波が欠落

危険度 ▶▶▶ ①ウェンケバッハ型（モービッツⅠ型）**[小]**

危険度 ▶▶▶▶▶▶▶▶ ②モービッツⅡ型 **[中]**

判読のポイント

＊PQ間隔が徐々に延長していき、一定の延長になるとQRS波が欠落する〔ウェンケバッハ型（モービッツⅠ型）〕。

＊PQ間隔には変化はないが、突然QRS波が欠落する。どのタイミングで欠落するかはわからない（モービッツⅡ型）。

特徴

　洞結節から出た刺激が心室に達しないことがある状態です。判読のポイントに記しましたが、心電図上では除々にPQ間隔が延長していき、ある一定の延長を見たところでQRS波が欠落するウェンケバッハ型（モービッツⅠ型）と、PQ間隔に変化はありませんが、突然QRS波が欠落するモービッツⅡ型に分類できます。モービッツⅡ型のなかでも、P-QRSの伝導比が3：1（P波3回にQRS波1回）より悪いものを高度房室ブロックとして特別に分類しています。高度房室ブロックではQRS波が連続して欠落し続けることもあります。その場合は心静止の状態になるため、心肺蘇生を要する危険な状態です。

病棟にたとえると

　病棟師長（洞結節）からの指示の一部を主任（房室結節）が下に伝えられずにいる状態です。主

任（房室結節）が疲労していて仕事が抜けてしまっている状態といえるかもしれません。ウェンケバッハ型は師長（洞結節）の指示に主任（房室結節）が若干ついていけずに何回かに1回指示の伝達が抜けてしまう状態です。しかし、抜けるのは何回かに1回だけなので、大きな問題にはなりません。モービッツⅡ型では主任（房室結節）の疲労によりかなり下への指

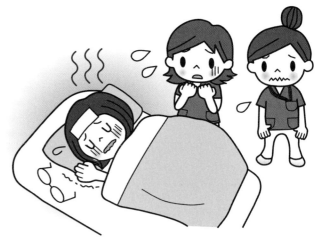

示伝達にムラが発生します。疲労が激しいと指示がずっと伝わらずにスタッフがまったく動けない事態になる場合があります（高度房室ブロック）。病棟が機能しない危険な状態です。

✏️対応

- ウェンケバッハ型（モービッツⅠ型）は数拍に1回の規則的なQRS波欠落がありますが、その次の心拍では必ずQRS波が出現します。心拍は保障されているため、自覚症状がないのであれば緊急で対応の必要はありません。
- モービッツⅡ型では植込み型ペースメーカーの適応になることがあります。どこでQRS波が欠落するかの予想がつかず、アダムス・ストークス発作のリスクも高いために大変危険な不整脈です。特に高度房室ブロックではかなりの確率でアダムス・ストークス発作を起こすため植込み型ペースメーカーの適応です。

✏️夜勤中の当直医への報告

- ウェンケバッハ型（モービッツⅠ型）では緊急で報告の必要はないでしょう。翌朝主治医に報告してください。
- モービッツⅡ型で症状を伴えば植込み型ペースメーカーの適応です。夜間であればペースメーカーの植込み手術はできませんが、一時ペースメーカーを緊急で挿入する必要がある場合があります。速やかに当直医に報告してください。
- 高度房室ブロックでは緊急処置が必須なので速やかに当直医に報告してください。
  報告例
  「○○先生が診ている○○号室の○○さんですが、高度房室ブロックが出現しています。アダムス・ストークス発作も出現しており緊急の対応を要すると思われます。至急診察をお願いします。」

✏️治療法

- モービッツⅡ型では症状を伴えば植込み型ペースメーカーの適応になることがあります。
- 高度房室ブロックは多くの場合、植込み型ペースメーカーの適応です。
- 一時的な原因により房室ブロックが出現している場合は原因の除去を行います。

関連心電図❶

➡2：1房室ブロック

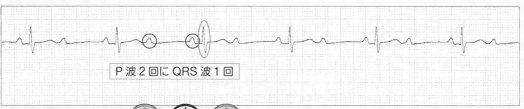

P波2回にQRS波1回

危険度▶[中]

　P-QRSの伝導比が2：1になっている房室ブロックです。規則的にP波2回に1回の割合で
QRS波が欠落します。心拍数はそれまでの半分になります。2：1房室ブロックの場合はウェン
ケバッハ型（モービッツⅠ型）とモービッツⅡ型の区別は困難です。

関連心電図❷

➡高度房室ブロック

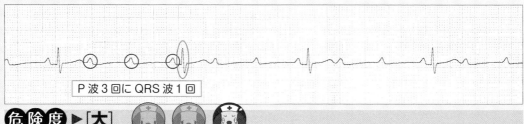

P波3回にQRS波1回

危険度▶[大]

　P-QRSの伝導比が3：1以上になっている房室ブロックです。規則性のある場合もありますが、
QRS波が欠落し続ける場合もある極めて危険な房室ブロックです。

関連心電図❸

➡QRS波が欠落し続けた高度房室ブロック（発作性房室ブロック）

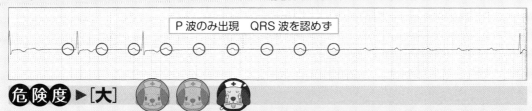

P波のみ出現　QRS波を認めず

危険度▶[大]

　2：1の房室ブロックの後8.5秒間QRS波が欠落している、極めて危険度の高い高度房室ブ
ロックです。速やかに一時ペースメーカーで対応する必要があるので、**直ちにドクターコール**で
す。QRS波が欠落し続ける場合、胸骨圧迫が必要になることもあります。

13-3 Ⅲ度房室ブロック（完全房室ブロック【complete AVB】）診断名

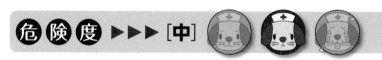

RR 間隔は一定

PP 間隔は一定

❸
診
断

危険度 ▶ ▶ ▶ [中]

✏️ 判読のポイント

＊PP 間隔は一定

＊RR 間隔は一定

＊PP 間隔と RR 間隔はそれぞれ独立しており P 波と QRS 波が同調しない。

＊PP 間隔に比して RR 間隔は徐脈を呈する。心拍数としては 20 ～ 30 回 / 分台の
徐脈になることが多い。

✏️ 特徴

　　心房から心室への刺激伝導が完全に遮断されており、房室結節周辺の刺激伝導系は「洞結節が刺激を出していない」と思い、自らの自動能により刺激を出し始めます。しかし、実際には洞結節からの刺激は規則的に発生しているため、心房は洞結節からの刺激に従って収縮します。こうした状況により心房収縮と心室収縮がバラバラになっている状態です。刺激伝導系の自動能は下位に行くほど低下します。房室結節周辺の自動能は洞結節に比べて明らかに能力が低いため、著しい徐脈になります。活動にあわせて必要な心拍数を得ることができなくなるために心臓の負担は大きくなり循環動態の著明な悪化を招きます。また、心房収縮と心室収縮に同期性がないために、1 回拍出量も低下します。徐脈に伴いアダムス・ストークス発作を起こすこともあります。日常生活、例えば車の運転中や

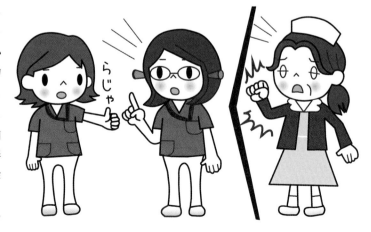

JCOPY 498-07681

長い階段の昇降時にアダムス・ストークス発作を起こせば大きな事故につながり致命的になることもあります。

✏️病棟にたとえると

　師長からの指示（洞結節）はいつもどおりに出ていますが、主任（房室結節）にその指示がまったく届かない状態です。そのままでは現場が混乱してしまうので、主任（房室結節）が師長に代わって指示を出しています。しかし、師長ほどの指示は出すことができないため、いつもの師長の指示と比べるとかなりゆっくりとしたものになっているのです。現場ではこなさなければならない仕事量に対して、指示の速度が遅いために少しずつ仕事がつまってきている状態です。

✏️対応

- 何らかの原因による一時的なものに対しては原因の除去につとめます。病状が改善するまでの間、一時ペースメーカーを使用することもあります。
- 一時的でないものに対しては植込み型ペースメーカーの適応です。

✏️夜勤中の当直医への報告

- それまで異常が見られずに、完全房室ブロックが出現した場合は速やかに当直医に報告します。

    報告例

    「○○先生が診ている○○号室の○○さんですが、完全房室ブロックによる著しい徐脈になっています。現在めまいの症状もあり、ベッド上で安静を保持しています。至急診察をお願いします。」

✏️治療法

- 植込み型ペースメーカーを植込むまでの間、一時ペースメーカーで対応することが多い。
- 薬剤性など、原因になるものが明らかな場合は原因の除去を行う。
- 基本的に植込み型ペースメーカーの適応になる。

📎関連心電図❶

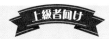

➡心房細動にⅢ度房室ブロックを合併した波形

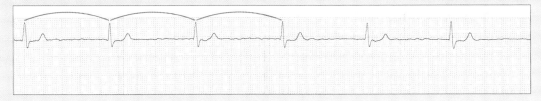

　完全房室ブロック波形の特徴はP波とQRS波がバラバラに出現することですが、もともと心房細動がある場合はP波の出現はありません。本来、心房細動はRR間隔がバラバラに出現する絶対不整脈です。基線に細動波を認める心房細動であるにもかかわらず、高度徐脈でRRが等間隔で不整のないものは完全房室ブロックを合併している心房細動ということになります。

関連心電図❷

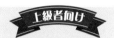

➡ **複合的に出現した房室ブロック**

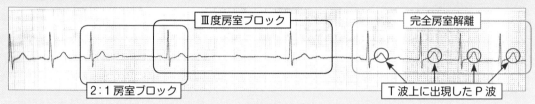

　本来、Ⅲ度房室ブロックはRR間隔が一定の整脈ですが、ここではいくつかの房室ブロックが複合して出現しており、RR間隔が一定ではなくなっています。この波形では洞調律→2:1房室ブロック→Ⅲ度房室ブロック→完全房室解離と波形が変化しています。

　房室ブロックは刺激伝導系自体に異常があることが多いため、ある1つの形ではなく、このようにいくつかの房室ブロックが複合的に出現することもしばしばあります。この場合は、一番危険であるⅢ度房室ブロックとして対応する必要があります。

関連心電図❸

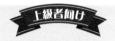

➡ **房室解離**

　上の波形の後半に出現している完全房室解離と呼ばれる波形は、心房は洞結節、心室は房室結節周囲（房室接合部）によって完全に別々に支配されている状態です。

　「完全房室ブロックと何が違うのか？」ですが、完全房室ブロックは広い意味では房室解離に含まれます。しかし、完全房室ブロックが高度の徐脈になるのに対して、房室解離では徐脈になりません。Ⅲ度房室ブロックも、房室解離も洞結節からの刺激は房室結節以下に伝導されていませんが、房室解離においては房室結節周囲（房室接合部）の自動能亢進によってP波に先立ったQRS波が出現します。QRS波はP波と同回数もしくは、P波の回数より多く出現します。時々、洞結節からの刺激伝導がつながって、P-QRS-Tの形をとるものを不完全房室解離と呼びます。P波とQRS波がつながることのないものを完全房室解離と呼びます。

　この波形では、P波に続いてQRS波が出現することはなく、常にQRS波の後に分離したP波がT波上に出現しているので、完全房室解離であることがわかります。T波上のP波がわかりにくいですが、それまでのT波と比べて先端が尖っているのがわかります。これがT波上に出現したP波です。

❸

診

断

JCOPY 498-07681

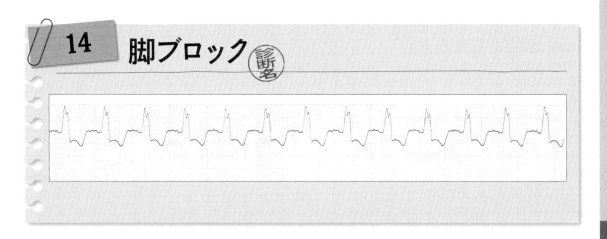

14 脚ブロック 診断名

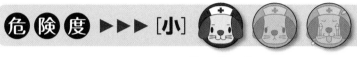 **危険度 ▶▶▶ [小]**

突然の発症は……**[中]**   150 回 / 分を超える頻脈は……**[大]**

✎ 判読のポイント

＊基本調律が SR の人は P 波がある。

＊基本調律が SR の人は P 波に続いて幅の広い wide QRS 波がある（0.2 秒 <PQ）。

＊基本調律が AF の人は RR 間隔不整で幅の広い wide QRS 波（0.2 秒 <PQ）になる。

✎ 特徴

　幅の広い wide QRS 波が特徴の心電図波形です。刺激伝導系において、右脚もしくは左脚や左脚の一部に伝導障害があることでこのような脚ブロックが発生します。右脚に伝導障害があるものを右脚ブロック、左脚に伝導障害があるものを左脚ブロックと呼びます。**心電図モニター波形だけで右脚ブロックであるのか左脚ブロックであるのかを判定することは困難**です。12 誘導心電図をとって右脚ブロックか左脚ブロックかを見極める必要があります（関連心電図参照）。

　脚ブロック波形は一見するとペースの遅い心室頻拍のように見えますが、基本調律がサイナスリズムの場合には P 波があることと、基本調律が AF の人では RR 間隔が不整になることが心室頻拍との違いになります。しかし、脚ブロックでも頻脈になると心室頻拍との区別がつきにくいこともあります。一時的にこのような脚ブロックになることもありますが、永久的に脚ブロックになっている場合も多いです。

　心室からの血液の拍出は右室と左室が同時に収縮することで有効なものになります。QRS 波の幅が広いということは、右室と左室の収縮にずれがあるということです。この状態は有効な心室からの血液の拍出ができていない状態です。脚ブロック自体が循環動態の悪化につながるものであるということを理解する必要があります。右脚ブロックは、生理的に有している人もおり、これについては問題がないとされています。しかし、左脚ブロックは病的な意義があることが多く、注意を要します。

14

脚ブロック

病棟にたとえると

　どちらかのチームリーダー（右脚か左脚）の調子が悪い状態です。右脚ブロックでは、左脚チームの指示は速やかに伝達されるためいつもと変わらぬ仕事をしますが、右脚チームではリーダーがメンバーに指示を伝達しないためにスタッフが働けません。しかし、左脚チームの指示が時間差で徐々に右脚チームに伝わっていくことで右脚チームのチームメンバーがゆっくりと仕事に取り掛かることができるといった状態です。左脚ブロックではその逆のことが起きます。

対応

- 基本波形が脚ブロックの患者で、心拍数に変化がない場合は特に対応の必要はないでしょう。
- 基本波形では幅の狭い narrow QRS 波であったものが突然脚ブロックになった場合は何らかの異常が発生している可能性があります。バイタルサインと全身状態をチェックし、速やかに主治医に報告する必要があります。
- 基本波形が脚ブロックの場合でも、著しい頻脈や徐脈を呈するものは医師への報告と対応が必要になることが多いです。バイタルサインと全身状態のチェックをして医師に報告してください。

夜勤中の当直医への報告

- 頻脈や除脈により全身状態やバイタルサインに悪化の徴候や異常が出現した際は速やかに当直医に報告してください。

報告例

　「○○先生が主治医の○○号室○○さんですが、頻脈になり血圧が低下しています。もともと脚ブロックがあるので wide QRS 波の頻脈になっています。循環動態に変化が見られていますので診察をお願いします。」

関連心電図❶

➡ 右脚ブロック

　12 誘導心電図において V1 誘導で rsR′型。V6 誘導で幅の広い S 波を呈します。

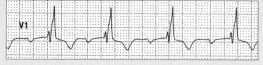 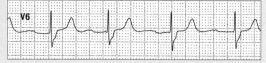

　右脚ブロックは、心臓に基礎疾患のない健常者にも見られることがあります。多くの場合、自覚症状はなく、特別な対応の必要もありませんが、病的なものもあります。主なものとしては、心室中隔欠損症や心筋梗塞などがあります。

JCOPY 498-07681

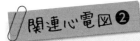

関連心電図❷

➡完全左脚ブロック

12誘導心電図においてV1誘導で幅の広いS波。V6誘導で幅の広いR波を呈します。

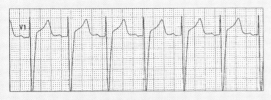
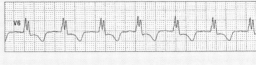

　左脚は左脚前枝と左脚後枝に枝分かれします。この両方がブロックされる完全左脚ブロックは病的意義があるものが多いです。左脚ブロックが持続することそのものが心負荷となり、予後に影響することもわかっています。主な原因疾患として心筋梗塞、高血圧、心筋症など、心筋にダメージが出る疾患が隠れていることが多いです。

15 促進性心室固有調律（AIVR）

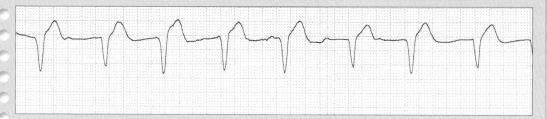

危 険 度 ▶▶▶ [小]

判読のポイント

＊心室期外収縮などで見られる幅の広い QRS 波が一定の調律（60 〜 100 回 / 分）で出現する。

＊QRS 波は P 波と関係なく出現する。

特徴

波形自体は VT と同様に見えますが、AIVR は頻拍ではありません。以前は「スロー VT」などと呼ばれることもありましたが、VT という言葉自体が頻脈を意味するものであるため、現在では「スロー VT」という呼び方はほとんどされなくなりました。

心筋がダメージを負うと、その周囲の心筋が興奮状態になります。そのような場合に興奮状態になった心筋の自動能が亢進します。そうした時に心室心筋の自動能が洞調律の自動能以上のリズムになり AIVR が発生します。

VT ではリエントリー性の刺激発生により頻脈になりますが、AIVR はリエントリー性の刺激発生はないので頻脈になることはありません。

多くの場合は循環動態への明らかな悪影響がなく、自然に停止してもとの洞調律に戻ります。

病棟にたとえると

師長（洞結節）や主任（房室結節）からの指示で病棟は通常業務を行っていましたが、少し興奮した現場のスタッフが、師長（洞結節）の指示を待てずに師長に代わって指示を出し始めた状態です。本来の師長（洞結節）の指示速度よりも少しだけ早い指示を出していますが、そのほかのスタッフもそれほど苦もなくついていける速度なので、その指示に従って現場は動いています。

対応

▪明らかな循環動態への悪影響がなければ特に対応の必要はありません。バイタル測定と全身状態の観察を行って、主治医に報告して経過観察します。

JCOPY 498-07681

- しばしば循環動態に影響を及ぼすこともあるので、その際は患者の安静を確保して、速やかに医師に報告しましょう。

✎夜勤中の当直医への報告

- 必要ないでしょう。
- 循環動態に異常をきたした場合は報告を要します。

  報告例

  「○○号室にいる○○先生の患者さん○○さんですが、心電図モニターで先ほどから促進性心室固有調律が出現しています。もともとの調律より 20 回 / 分ほど脈が速くなり、患者さんは動悸を訴えておりますので一度診察をお願いします。」

16 補充収縮 診断名

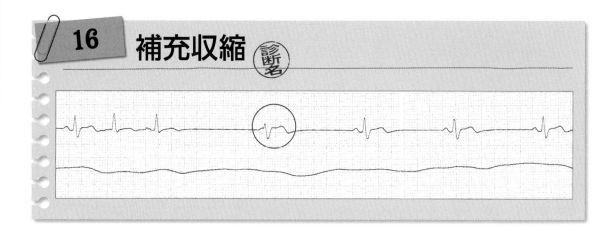

❸
診
断

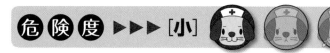

危 険 度 ▶▶▶ [小]

📝 判読のポイント

＊RR 間隔が延長したあとに QRS 波が出現

＊心室から発生した補充収縮では QRS 波の形が変化する。

＊P 波は QRS-T 波に隠れることもあるし、見えることもある。

＊P 波が見える場合の PQ 間隔は通常の PQ 間隔よりは短くなる。

📝 特徴

　　何らかの理由により洞房ブロック・洞停止・洞性徐脈になった時に、洞結節より下位の刺激伝導系がそれを補充するために収縮したものです。刺激伝導系にはどの部位にも自動能が備わっており、自分より上位の刺激伝導が働いている時には完全に上位の刺激に従います。しかし、自分より上位の刺激伝導系が働かなくなった場合には、自動能が働き始めて心収縮を確保するように働くのです。心臓がそのまま止まってしまわないための安全機能です。

　　QRS-T 波の形は期外収縮と同じようなものですが、正常なリズムより早期に出現するものは期外収縮というのに対して、正常なリズムより遅いタイミングで出現したものは補充収縮と呼ばれます。

📝 病棟にたとえると

　　これまで師長（洞結節）が規則正しく指示を出していましたが、突然師長が居眠りをはじめて指示が止まってしまったために少ししてから

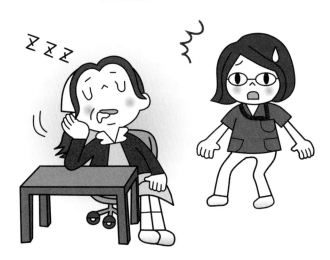

JCOPY 498-07681

主任（房室結節）や、場合によってはそれ以下のスタッフが師長に代わって指示を出しているような状態といえるでしょう。

✎ 対応

- 補充収縮自体は対応するものではありませんが、補充収縮が必要な状態（洞房ブロックや洞停止など）に対しての対応は必要です。
- 安静を保持してバイタルサインの測定を速やかに行います。全身状態の観察を行って主治医に報告する必要があります。

✎ 夜勤中の当直医への報告

- 洞停止や洞房ブロックに準じます。

17 ペースメーカー

✏️ 特徴

ペースメーカーは徐脈性不整脈に対して人工的な刺激を直接心筋に与えることで心収縮をうながして必要な心拍を得るためのデバイスです。

徐脈が人体に与える影響は様々ですが、特に危険なものにアダムス・ストークス発作や心不全があげられます。

アダムス・ストークス発作は、脳への血流が低下して意識消失を招くものであり、日常生活の中でこの発作が起こると致死的になることがあります。ヒトの脳は、およそ4～5秒間血流が途絶えると意識消失するといわれています。

アダムス・ストークス発作が起きなかったとしても、徐脈が続けば心不全に陥ります。ヒトの心臓は活動にあわせて心拍数を変化させます。安静時では60～80回/分の心拍数が必要になります。運動量が増えれば、全身の酸素需要が高まり、必要な酸素を供給するために心拍は上昇します。しかし、徐脈性不整脈があると、心拍が上昇せずに必要な酸素を送り出せません。心筋自体への酸素供給も低下します。そもそも心臓は他の臓器と比べて酸素需要の高い臓器です。酸素不足による影響は甚大です。

そうした状態を防ぐためにペースメーカーにより人工的な刺激を心筋に与えることで心収縮を促し必要な心拍を得るのです。

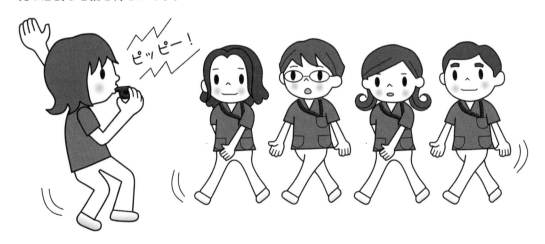

✏️ ペースメーカーの作動様式（モード）

徐脈を呈する疾患にはいくつかありますが、疾患の状態により必要なペースメーカーのモードが異なります。

作動様式はアルファベット3文字で表記されます。臨床で特に代表的なモードとして DDD、VVI、AAI があげられます。それぞれの文字の意味は以下の通りです。

1文字目：刺激電極の位置（A：心房、V：心室、D：両方）
2文字目：感知電極の位置（A：心房、V：心室、D：両方）
3文字目：自己心拍を感知した際の応答（T：トリガー、I：抑制、D：両方）

代表的モードを表にすると下の 表3-1 のようになります。

それぞれのモード作動の詳細は以下のようになります。

説明に該当する作動部分を（AAI）のように**赤表記**してあります。

表3-1 ペースメーカーの代表的モード

	ペーシングの位置	センシングの位置	自己心拍への応答
AAI	A（心房）	A（心房）	I（抑制）
VVI	V（心室）	V（心室）	I（抑制）
DDD	D（心房・心室）	D（心房・心室）	D（抑制・トリガー）

AAI

- 設定された心拍数に満たない場合は設定レートで心房を刺激する（AAI）。
- 設定された心拍数以上の自己心房収縮を感知する（AAI）と、心房ペーシングが抑制される（AAI）。

　つまり、設定が AAI 60 となっていたら、自分の心拍（P波）が60回/分未満になった瞬間に、P波を維持するためにひたすら心房をペーシングし、自分の心拍（P波）が60回/分以上となった瞬間からペーシングをやめるのです。

AAI モードの適応疾患

- 洞不全症候群（心房－心室伝導障害がないこと）

VVI

- 設定された心拍数に満たない場合は設定レートで心室を刺激する（VVI）。
- 設定された心拍数以上の自己心室収縮を感知する（VVI）と、心室ペーシングが抑制される（VVI）。

　基本的な動き方は AAI と同様です。AAI が心房に対しての作動であるのに対して、VVI は心室に対しての作動である違いだけです。つまり、設定が VVI 60 となっていたら、自分の心拍（QRS波）が60回/分未満になった瞬間に、QRS波を維持するためにひたすら心室をペーシングし、自分の心拍（QRS波）が60回/分以上となった瞬間からペーシングをやめるのです。

VVI モードの適応疾患

- 徐脈性心房細動

DDD

- 設定された最低心拍数に満たない場合は設定レートで心房を刺激（DDD）。心房収縮に続いて心室収縮が起こらない場合は心室を刺激（DDD）。
- 設定された最低心拍数以上の自己心房収縮を感知する（DDD）と、心房ペーシングを抑制（DDD）。
- 心房収縮から設定された PQ 時間内に自己心室収縮を感知する（DDD）と心室ペーシングを抑

制（DDD）。設定されたPQ時間内に自己心室収縮が出現しなければ、心房収縮を感知し心室ペーシングを作動（トリガー）させる（DDD）。

DDDモードの適応疾患
- 洞不全症候群
- Ⅱ度房室ブロック（モービッツⅡ型）
- 完全房室ブロック

心拍応答機能（レートレスポンス機能）

　ペースメーカーの中にはアルファベット4文字でモードが設定されているものがあります。例えばDDDRやVVIRなどです。**4文字目のRはレートレスポンス機能を意味しています。**

　そもそもVVIでは設定された最低限の心拍しかペーシングされません。それに対して、運動や労作などで必要な心拍を得られるようにペーシングする機能がレートレスポンス機能です。ペースメーカー本体に体の揺れや呼吸状態を感知するセンサーが付いていて、これが活動の程度を感知します。それに合わせて設定された最低心拍数以上の活動に合わせた心拍数になるようなペーシングがされるものです。

　DDDの場合も、心房のペーシングは下限設定でのペーシングしかされません。それに対してDDDRでは、活動に合わせて下限設定以上の心房ペーシングを行います。

より生理的に自己伝導を優先する機能

　心室ペーシングは右心室に留置したリード刺激によってなされます。すると、心室収縮は最初に右心室、それに次いで左心室というように左脚ブロックのような収縮になります。これが予後を悪化させます。そこで、なるべく心室ペーシングをしないで、いざという時だけ心室ペーシングをするという、自己伝導を優先する機能が開発されました（☞ p.99「関連心電図」参照）。これは、普段はAAIとして作動し、房室ブロックが出た時にDDDにスイッチするというものです。これにより可能な限り心室ペーシングを減らそうというものです。

 実際には単独で使用されないAAI

　実臨床でAAIモードが単独で選択されることはほとんどありません。なぜなら、洞不全症候群を有している患者がいずれ房室ブロックを併発した際に、ペースメーカーとしての役割を果たせなくなってしまうからです。洞不全症候群は刺激伝導系の病気です。同様に刺激伝導系の病気である房室ブロックを発症する可能性は高いと考えるのが妥当なのです。しかし、近年「自己伝導を優先させる機能」（☞ p.99「関連心電図」参照）が、より生理的なペーシング機能として認知されてきたことで、AAIとDDDをスイッチする機能が活躍する機会が増えてきました。

診断❸

17-1 AAIモードでの正常波形 診断名

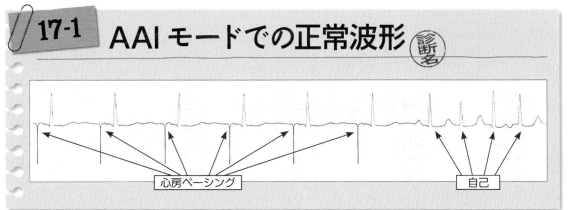

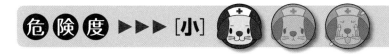

心房ペーシング　　　自己

危険度 ▶▶▶ [小]

判読のポイント

＊ペーシングスパイクに続いてP波が出現する。

＊P波に続いて自己QRS波を認める。

＊心房ペーシング時は心拍数が設定されたレートになる。

特徴

　洞不全症候群（SSS）などで、心房収縮がしっかり起こらないことによる徐脈に対して心房ペーシングするペースメーカーモードです。自己脈が設定された心拍数以下になった場合、設定された心拍数を確保するために心房ペーシングします。このモードでは、**房室ブロックがない（心房－心室伝導が確立されている）ことが絶対条件**になります。AAIモードは心房だけしかペーシングしないために、房室ブロックが存在する場合には心房収縮の後に心室への刺激伝導が起こらずに心室収縮が起きない事態が発生してしまいます。

　AAIモードでペーシングされる心拍数は設定された心拍数になります。たとえば、AAI 60に設定すると、自己脈が59以下になった場合にのみ60回/分の心房ペーシングをします。よって、ペーシングされているトレンドグラフを見ると、定規で引いたような直線のトレンドグラフになります。逆に61回以上の心拍数の場合には、ペーシングされていない自己脈ということになります。

　この波形ではAAI 60で心房ペーシングしていましたが（AAI）、その後自己脈が出現したのを感知して（AAI）ペーシングするのを抑制しています（AAI）。

対応

▪正常にペースメーカーが作動しており、対応の必要はありません。

関連心電図

➡AAI モードのトレンドグラフ

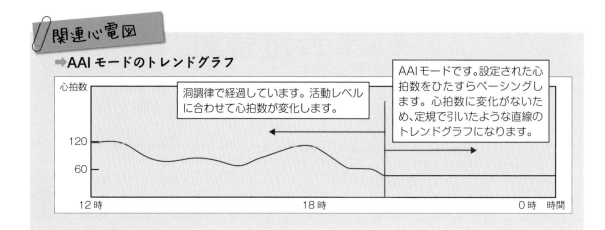

洞調律で経過しています。活動レベルに合わせて心拍数が変化します。

AAIモードです。設定された心拍数をひたすらペーシングします。心拍数に変化がないため、定規で引いたような直線のトレンドグラフになります。

❸

診

断

JCOPY 498-07681

17-2 VVI モードでの正常波形 診断名

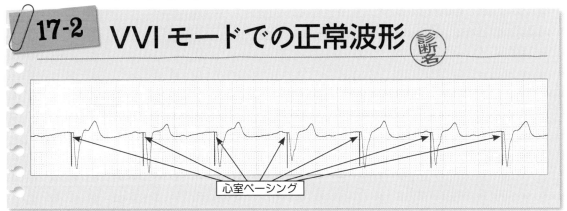

心室ペーシング

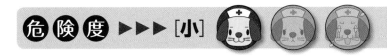

危険度 ▶▶▶ [小]

判読のポイント

＊心房ペーシングはしない。
＊設定された心拍数で心室ペーシングする。
＊ペーシングスパイクに続いて、幅の広い QRS 波を認める。

特徴

　自己の心拍数が設定された心拍数以下になった時に心室のみペーシングするモードです。リードが心室のみに留置されており、心房ペーシングは起こりません。主に徐脈性の心房細動や、房室ブロックを合併している心房細動など、**心房ペーシングが無効な徐脈性疾患で使用される**モードです。

　設定された心拍数のみペーシングしますので、ペーシングされている時は AAI 同様に定規で引いたような直線のトレンドグラフになります。

　この心電図波形では VVI 50 の設定でペーシングされています。

　房室ブロックの場合でも、ペースメーカー植込み術までの間、一時ペースメーカーでペーシングする際にこのモードが使用されます。その場合には心房収縮（P 波）は無視して設定された心拍数をペーシングします。そのため、心房収縮とペーシングされた心室収縮が同時に起こることがあります。その際には心室と心房の圧の差により房室間で血液の逆流が起こります。その時の心音を聴診すると、まるで大砲を放った時のような心雑音を認めるために、大砲音（cannon sound）と呼ばれます。心室と心房が同期しないために、動悸やめまい、嘔気といった様々な不快症状が出現することがあり、これをペースメーカー症候群と呼びます。

対応

・正常にペースメーカーが作動しており、対応の必要はありません。

17-3 DDD モードでの正常波形 診断名

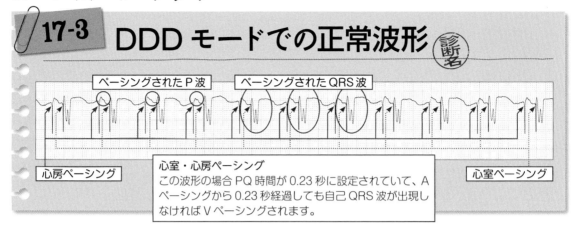

ペーシングされたP波　ペーシングされたQRS波

心房ペーシング

心室・心房ペーシング
この波形の場合 PQ 時間が 0.23 秒に設定されていて、A ペーシングから 0.23 秒経過しても自己 QRS 波が出現しなければ V ペーシングされます。

心室ペーシング

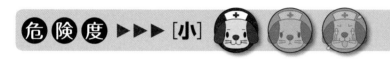

危険度 ▶ ▶ ▶ [小]

判読のポイント

＊自己心拍数が下限設定を下回ると心房ペーシングする。

＊心房ペーシングされている際の心拍数はペースメーカー設定の下限設定値と一致する。

＊P 波出現から一定時間自己 QRS 波が出現しない場合は心室ペーシングする。

＊心室ペーシングされた際の QRS 波は幅の広い wide QRS 波になる。

特徴

　心房、心室両方に対してペーシングフォローするペースメーカーのモードです。心臓を刺激するためのペーシング設定は下限値と上限値があり、DDD 50/120 のように表されます。これは心拍数が 50 未満になればペーシングし、120 を超えてはペーシングしないという設定です。

　心房ペーシングは、自己心房収縮数（P 波）がペースメーカー設定の下限値（この場合 50）を下回った場合に行われます。心房ペーシングのペーシングレートはペースメーカーの下限設定と一致します。つまり、DDD 50/120 で心房ペーシングされている場合の心拍数は 50 回 / 分になります。逆に考えると、このペースメーカー設定で心拍数が 50 回 / 分の場合は心房ペーシングされていて、51 回 / 分以上であれば自己の心房収縮によるリズムということになります。自己の心房収縮はたいていの場合は洞調律ですが、多源性心房頻拍や心房期外収縮の頻発などの場合もあります。発作性心房細動などの場合も心房ペーシングはされません。

　心室ペーシングは P 波が出現してから、設定された PQ 時間を経過しても自己の QRS 波が出現しない場合に行われます。この時に、P 波が 120 回 / 分を超えるような場合には 120 回を超えない範囲で P 波に同調して心室ペーシングが行われます。

　適応疾患は房室ブロックですが、洞機能不全症候群でも DDD が選択される傾向にあります。洞不全症候群がある場合は、そもそも刺激伝導系にトラブルが起きやすい状態であり、房室ブロックを発症するリスクも高いためです。

対応

- 正常にペースメーカーが作動しており、対応は必要ありません。

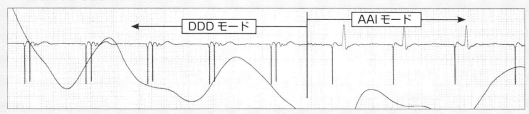 関連心電図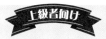

➡ 自己伝導を優先させるモード

　　心室ペーシングは左脚ブロックと同じような心室収縮形式になり、予後を悪化させます。自己伝導を優先させるモードは、しなくてもよい心室ペーシングはなるべく行わずに、予後の改善をはかるモードです。

　　この波形では前半部分で A ペーシング、V ペーシングされています（DDD モード）。設定された PQ 時間は 0.08 秒と短い設定です。後半部分では設定された PQ 時間の 0.08 秒経過しても心室ペーシングされていません。これは、もう少し待ってあげれば自己 QRS 波が出現することをペースメーカーが学習して、設定された時間が経過しても心室ペーシングせずに自己 QRS 波を待っているのです（AAI モード）。もし、AAI モードの時に房室ブロックが出現すれば、速やかに DDD モードに移行して心室収縮を確保します。しばらくして房室ブロックがおさまれば、また AAI モードにスイッチしてなるべく心室ペーシングしないように作動します。

　　自己伝導を優先させるモードは、AAI モードと DDD モードをスイッチさせて、なるべく V ペーシングを減らすようにプログラムされています。

17-4 _{診断名} ペーシング不全(pacing failure) ^{上級者向け}

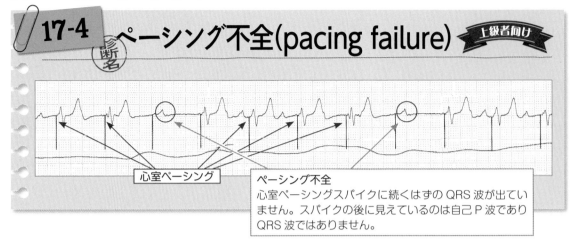

心室ペーシング

ペーシング不全
心室ペーシングスパイクに続くはずの QRS 波が出ていません。スパイクの後に見えているのは自己 P 波であり QRS 波ではありません。

危険度 ▶ ▶ ▶ [中]

✏️ 判読のポイント

＊ペーシングスパイクは出る（ペースメーカーは刺激を出す）が、
　それに続いて P 波や QRS 波が出ない（心房・心室が収縮しない）。

＊心拍数が、設定されたペースメーカーの下限レート未満になる。

✏️ 特徴

　ペースメーカーがペーシングの刺激を出しますが、その刺激が心筋に伝わらず、心房や心室が収縮しない状態です。その原因として、ペースメーカーが心筋を刺激するための出力が不足している場合と、電極そのものが心筋から離脱してしまっている場合が考えられます。心電図上はペーシングされているスパイク波が出ていますが、そのあとに続く収縮が起きません。スパイクそのものがわかりにくいこともあります。

　ペーシング不全がたまに 1 拍だけ抜けるようなものであれば軽いめまい程度ですむかもしれませんが、ペーシング不全が続く場合は非常に危険です。ペースメーカーを植込む前の、徐脈性不整脈の状態になります。

　ペースメーカーの正常波形を理解する目的は、このペースメーカー不全を見抜くことにあります。

✏️ 対応

▪ペーシング不全の心電図を発見した場合は、心電図モニター波形を必ずプリントアウトしてください。可能であれば、ペーシング不全の 12 誘導心電図もとったうえで速やかに主治医に報告する必要があります。

✎ 夜勤中の当直医への報告

報告例

「○○先生が診ている○○号室の○○さんですが、ペーシング不全が出ています。ペーシングされずに完全房室ブロックの状態になっています。緊急の処置が必要であると思われますので、診察をお願いします。」

✎ 治療法

- ペースメーカーチェックを行い、原因を特定します。場合によっては設定変更が必要になります。
- リード自体の断線やリードの脱落ではリードを入れ替えることになります。

17-5 アンダーセンシング (診断名)

上級者向け

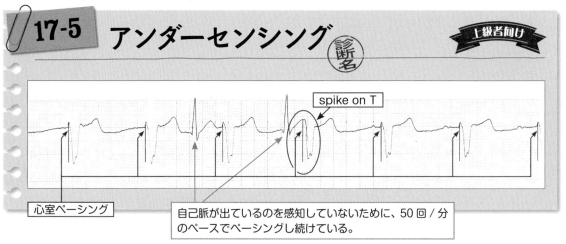

spike on T

心室ペーシング

自己脈が出ているのを感知していないために、50 回 / 分のペースでペーシングし続けている。

❸ 診断

危険度 ▶▶▶ [中]

判読のポイント

＊自己の QRS 波が出ており、ペーシングの必要がないにもかかわらず、下限レートでペーシングし続けている。

特徴

アンダーセンシングはセンシング不全の１つです。

ペースメーカーの感知能力が低い状態です。VVI は自己脈が設定下限レートを下回った場合にペーシングするモードです。自己脈が設定下限レートを超えていれば、自己脈を感知して必要のないペーシングはしないようにプログラムされています。しかし、自己脈を感知する能力が低下している状態では、ペースメーカーは自己脈がないものと思い込んでしまいます。そうなれば、最低下限レートを確保するためにペーシングしてしまいます。

このように、自己脈を感知しないことで本来必要のないペーシングをしてしまう状態をアンダーセンシングといいます。アンダーセンシングでこわいのが spike on T です。これはペーシングスパイクが自己波の T 波に乗ってしまう現象です。

PVC の分類で T 波に PVC が乗る R on T（☞ p.53「関連心電図」参照）というものがあります。これは、致死的不整脈の原因になるため、最も危険な PVC とされています。spike on T も R on T と同様に危険です。

対応

▪心電図モニター波形をプリントアウトし、可能であれば 12 誘導心電図もとったうえで速やかに主治医に報告するようにしましょう。

夜勤中の当直医への報告

報告例

「○○先生が診ている○○号室の○○さんですが、完全房室ブロックに対して現在、一時ペースメーカーを挿入しています。アンダーセンシングによって spike on T が見られていますので診察をお願いします。」

治療法

- ペーシング不全と同様にペースメーカーの機能評価や設定変更が必要になります。ペーシング不全は場合によってリードの入れ替えが必要になることがありますが、アンダーセンシングの場合はセンシング感度を高くすることで対応できることが多いです。

17-6　オーバーセンシング 診名

上級者向け

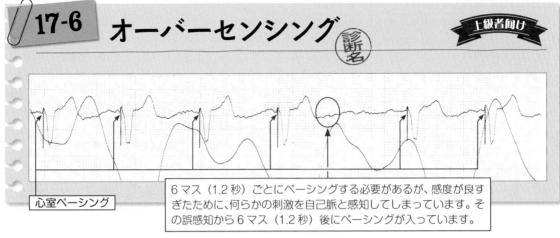

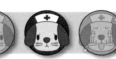
心室ペーシング

6マス（1.2秒）ごとにペーシングする必要があるが、感度が良すぎたために、何らかの刺激を自己脈と感知してしまっています。その誤感知から6マス（1.2秒）後にペーシングが入っています。

❸
診
断

危険度 ▶ ▶ ▶ [中]

判読のポイント

＊本来、出るべきタイミングでペーシングスパイクが出ない。

＊心拍数が設定されたペースメーカーの下限レート未満になる。

特徴

　　オーバーセンシングは、センシング不全の1つです。自己脈以外の余計な刺激を感知することで、自己脈が出たと勘違いしてペーシングを控えてしまう現象で、ペースメーカーの感度が良すぎると、この現象が起きます。

　　ペースメーカーはペーシングせずに自己脈も出ていないので、この間、心室は収縮しません。脈の出ない時間が長ければ、当然アダムス・ストークス発作を引き起こすので危険です。

対応

▪心電図モニター波形をプリントアウトし、可能であればオーバーセンシングの12誘導心電図もとったうえで速やかに主治医に報告するようにしましょう。

夜勤中の当直医への報告

報告例

　「○○先生が診ている○○号室の○○さんですが、オーバーセンシングによってペーシングされないことがあります。めまいの訴えもあるので診察をお願いします。」

治療法

▪ペーシング不全と同様にペースメーカーの機能評価や設定変更が必要になります。高すぎるセンシング感度を下げることで対応できることが多いです。

JCOPY 498-07681

18 ノイズ 診断名

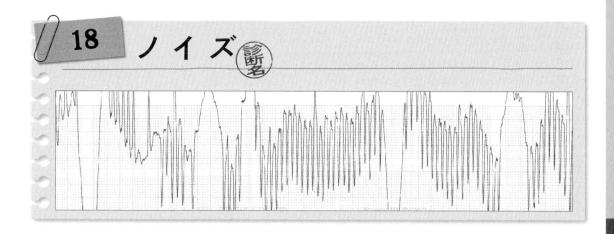

危険度 ▶▶▶ [大]

➡患者の状態を把握できていないので、このままでは危険度 MAX です！

特徴

この波形は、「電極確認」「心電図ノイズ混入」アラームで引っかかった波形です。電波障害と間違われることもあるようですが、これは心電図に何らかのノイズが入っている波形で、電波障害ではありません。

原因は、①電極ゲルの乾き、電極が皮膚から剥がれかけている、②心電図誘導コードの断線、③ベッドサイドモニターの場合、中継コードの断線のいずれかになります。

対応

- まず初めに電極を貼り換えてみてください。貼り換え時は、皮膚をきれいにすることも忘れずに！
- ①に対処することでほぼ解消されますが、それでもノイズが入る場合は、心電図誘導コードを新しいものと交換してみてください。
- ベッドサイドモニターでは、中継コードが断線していることもあるので、心電図誘導コードを交換してもノイズが入る場合は、中継コードを新しいものと交換してください。
- それでも解消されない場合は故障も考えられるので、臨床工学技士またはメーカーに連絡してください。

夜勤中の当直医への報告

- 報告の必要はありません。速やかに対応策を行い、患者の生体情報がモニタリングできるようにしましょう！

関連心電図

➡ ノイズ

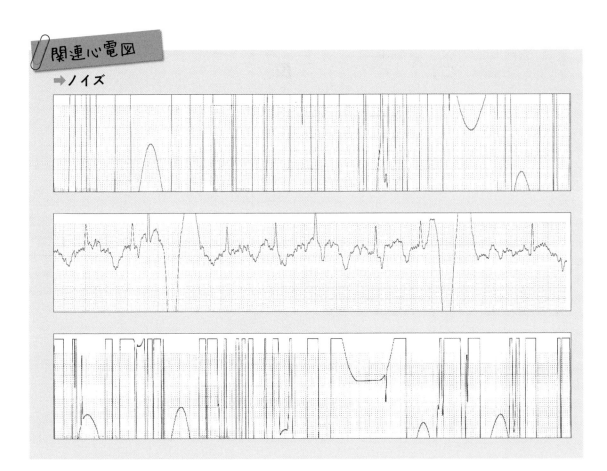

19 受信障害、電波障害 診断名

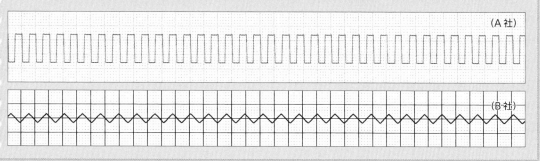

危険度 ▶▶▶ [大]

➡患者の状態を把握できていないので、このままでは危険度 MAX です!!!

特徴

この波形から考えられる原因は……

①テレメーター送信機の電池が切れている。

②ベッドサイドモニターの電源コードが抜けていて、バッテリーもない。

③テレメーター送信機、またはベッドサイドモニターの電源 OFF

④患者が病棟にいない。

⑤電波障害

対応

- まずは①〜④を確認してください。

- それでもこの波形が出ている時は⑤の電波障害が疑われますので、臨床工学技士もしくはメーカーに連絡してください。

- 無線方式のベッドサイドモニターやテレメーター送信機は、アンテナ範囲内にあっても電波の途切れる場所があります。このような場所にベッドサイドモニターやテレメーター送信機が置いてあると受信障害（電波障害）が起こります。このような時は、ベッドサイドモニターまたはテレメーター送信機の置き場所を変更してみてください。特にテレメーター送信機は、心電図の誘導コードをアンテナにしているので、なるべくまっすぐな状態にしてみてください。

　一般的に、この波形が①〜⑤の状況であることを認識している医療従事者は多いと思います。しかし、この波形の裏に潜むリスクについて認識している医療従事者が少ないことも事実だと思います。この波形が出ている間は、患者に異常があっても気付くことができません。そもそも患者は何かしらのリスクがあるから心電図モニターを装着しているのです。その認識がないことが多くの臨床現場で見られます。電波障害波形が出現している間に、実は患者が致死的不整脈となっ

ていて対応ができなかったという報道もあります。これは重大な医療事故です。

　電波障害が発生したら速やかにその原因を突き止めて、波形が確認できる状態に戻してください。

✏️夜勤中の当直医への報告

- 報告の必要はありません。

 ディスポ電極の取り扱い

　ディスポ電極は、各メーカーから様々な種類が発売されています。これは患者や現場の状況で使用する電極が違っているためですが、心電図モニターで使用する電極の多くはコスト面を優先させています。ディスポ電極のパッケージを開封した後は、必ず袋の口を折りたたみ電極ゲル部の乾燥防止に努めなければなりません。また、開封後の有効期限内に使い切るようにします。

　電極を貼る時のポイントは、貼付部位の皮脂や汚れを取り除くことです。皮脂や汚れがついたままの皮膚に電極を貼っても、きれいな心電図波形は得られません！

　使用中は定期的に貼付部位の発疹・発赤・かゆみなどがないか観察し、なるべく24時間ごとに貼り換えましょう。貼り換え時は前回の貼付部位とは違う場所にしましょう。

　普段使用している電極を正しく使うことがテクニカルアラーム低減につながります。

　＊心電図波形にノイズが入っていたら……＊
- 電極が古くないか、ゲル部分が乾燥していないか確認する。
- 電極が患者の皮膚から浮いていないか、剥がれていないか確認する。
- 心電図リードのコネクターが緩んでいないか、錆びていないか、断線していないか確認する。

JCOPY 498-07681

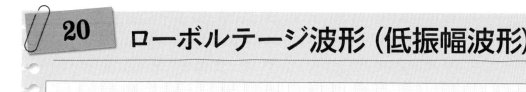

20 ローボルテージ波形（低振幅波形）

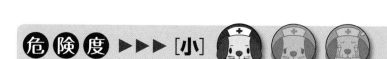

危険度 ▶▶▶ [小]

✎ 特徴

　この波形は、「Brady」「Asystole」アラームで引っかかった波形です。

　P波、QRS波、T波全てあるので、「Asystole」でもなければ、HRアラーム下限値を下回るような「Brady」でもない。

　では、なぜアラームが鳴ったのでしょうか？

　心電図モニターの心拍数は、QRS波を検出してカウントしています。ですから、このようにQRS波が小さいと、心拍数をカウントすることができません。カウントできないQRS波が時々ある場合は、「Brady」アラームが鳴り、全てカウントできなければ「Asystole」アラームが鳴ってしまうわけです。

✎ 対応

- このままの状態では、無駄に不整脈アラームが鳴るだけですから、電極の貼り換えが必要です。
- 12誘導心電図を参考にします。12誘導心電図のV2誘導のQRS波が大きければ、NASA誘導（☞ p.30 **図2-30** 参照）、V5誘導のQRS波が大きければMCL5誘導（☞ p.31 **図2-31** 参照）またはCM5誘導（☞ p.31 **図2-33** 参照）またはCC5誘導（☞ p.31 **図2-32** 参照）に貼り換えましょう。

✎ 夜勤中の当直医への報告

- 報告の必要はありません。速やかに電極の貼り換えをしましょう！

さくいん

さくいん

しんでんずおし
心電図教えてノート
　―チームでモニター事故を予防する！― ⓒ
　　　　　　　　　じこ　　よぼう

発　行　2015 年 4 月 25 日　　1 版 1 刷
　　　　2020 年 3 月 1 日　　　2 版 1 刷

監修者　石 田 岳 史
　　　　いしだたけし

著　者　冨 田 晴 樹
　　　　とみたはるき
　　　　富 永 あ や 子
　　　　とみなが　　こ

発行者　株式会社　中 外 医 学 社
　　　　代表取締役　青 木　　滋

　　　　〒 162-0805　東京都新宿区矢来町 62
　　　　電　話　03-3268-2701（代）
　　　　振替口座　00190-1-98814 番

印刷・製本/横山印刷（株）　　　　　　〈MS・HU〉
ISBN978-4-498-07681-5　　　　Printed in Japan